吉村芳弘

「80歳の壁」を超える食事術

幻冬舎新書
675

「80歳の壁」を超える食事術／目次

図版・DTP　美創
イラスト　さいとうあずみ
協力　浅田牧子
オフィス２０１（小川ましろ）

プロローグ　70歳になったら絶対にやせてはいけない

健康で幸せな80代は
小太り、ほがらか、おしゃべり

「健康で幸せなお年寄り」と聞いて、どんなイメージを思い浮かべますか。

ひとり人生の思いに浸る仙人のような姿でしょうか。無欲で達観した仙人の域に行けたら、たしかに幸せなのかもしれません。しかし、「健康で幸せか？」と問われると同意できません。

「それではこの先10年もたないだろう」と、思います。

私は、熊本リハビリテーション病院で栄養に関するリハビリの専門医として、たくさんの高齢者を診てきました。実際の健康で幸せそうな高齢者は、けっしてやせ細ってもいなければ、無欲で孤高でもありません。

体格はぽっちゃり。静かでも寡黙でもなく、ほがらかでお話し好き。男性より女性に多く見られる印象です。病院の待合室で、すぐに誰とでも友だちになります。治療に来たのか、友だちに会いに来たのかわからないほど、そのような人のまわりには自然と人が集まります。友だちと連れ立って病院内のレストランに行けば、ぺちゃくちゃおしゃべりしながら、ペロッと一人前の定食を平らげ、お茶飲み話に花が咲く……と、まあ仙人とは真逆のタイプが、私が思う「健康で幸せなお年寄り」なのです。

両者のあいだの大きな違いは「体重」なのかもしれません。高齢になっても**健康でいきいきと毎日を送るためには、体重管理が大切**です。

「健康のために体重をコントロールしましょう」と言うと、誰もが不機嫌に「そんなことはわかっている」と言います。「やせなさい」と言われたような気がするのでしょう。私の言う「体重管理」は違います。

高齢になってやせないように。できるだけ太っていてください！

みなさんが健康についてもっている常識とは矛盾していますよね。じつは近年医学の研究で明らかになってきた新事実で「肥満パラドックス」と言います。

「肥満ややせを表すＢＭＩ（ボディマス指数）が高いほど病気の予後がいい」。

つまり糖尿病であろうが、心臓病であろうが、**やせている人より太っている人のほうが、治療後の調子がいい**ということです。

若者から中年期くらいまでは、生活習慣病の予防や治療のために、太らないことが推奨されます。糖質を制限したり、脂質を控えたりしてダイエットを試みます。ところが高齢になって同じ調子で食生活を続けていると、いつの間にかちょうどいい体重を通り越してやせていってしまうのです。

年をとればどんな人でも何かしらの病気にかかり、入院するリスクも高まります。入院したことがある人はご存じでしょうが、入院患者さんは結構忙しく、検査や治療、手術など、病気を治すためのあれこれでさらに体に大きな負担がかかります。入院中は不眠や便秘にもなりやすくなります。結果として食事を思うようにとれなくなり、点滴で過ごす人も出てきます。

ぽっちゃり型の高齢者は、治療に体力を使っても余力があるので退院後も早く回復できます。でも、やせている人はそうはいきません。病院にいながら、食べられなくなり、さらにやせ細って低栄養状態になっていくのです。

私はこれを「病院のガイコツ」と呼んでいます。高齢になり、この状態になると元に戻すことは難しく、「退院したのに寝たきりになった」という人も珍しくありません。最悪の場合、「病気は治ったけれど亡くなってしまった」という事態におちいることさえあります。

じつは、リハビリテーション医師としての私の原点がここにあります。

大学卒業後、都内の病院で心臓外科医として研修をしていたのですが、患者さんのなかには手術が成功したのに日常生活に戻れない人がたくさんいました。

当時の病院では手術後は寝かせっぱなし、点滴の打ちっぱなしが当たり前でした。口から食事をとることも起き上がることもなければ、体の機能はどんどん衰えていってしまいます。そんな患者さんを数多く診ながら、私は「早い段階でベッドから離れ、できるだけ動いてもらうこと」と「栄養管理を行って口からしっかり食べてもらうこと」がどれほど大事かを痛感し、リハビリテーション科の医師になる決心をしたのです。

80歳をすぎても幸せで健康に暮らしている人は、朝から肉や魚を平らげるような人たちです。みなさん70代のうちからしっかり食べて太っています。

人は加齢とともにさまざまな理由で、食べたくても食べられなくなっていきます。この方々は**がんばって食べてきたからこそ、その年になっても食べ続けられる**のです。みなさんも、いずれ病気をしたときにもリカバリーできる余力のある体をつくっていきましょう。

見た目の若さと健康は比例。第一印象が「若い」人は長生きする

人は、生まれたばかりのときはみんな似たりよったりなのに、年を重ねるにつれて外見が変化し、見た目年齢も大きく差がついていきます。

たとえば人生をマラソンだと考えてみましょう。母親のお腹から生み落とされ「よーい、どん」で人生のコースを走り出した瞬間は、ほぼみんな同じ。成長のスピードに多少の違いはあっても、若い頃は同じ年代の人たちがひとつのかたまりになってコースを走っています。

ところが青年期頃から足並みが乱れ始め、老年期になると、もうバラバラです。どんな生活習慣を送ってきたか、何を食べてきたか、どんな病気をしたか、などさまざまな要因で見た目がどんどん変わってきます。

80歳をすぎているのに40～50歳にしか見えない人もいれば、ゆうに90歳を超えているように見える70代の人もいます。同窓会の写真などを見ると、本当に全員同い年なのかと疑うほど、年のとり方には違いがあります。

「年寄りが年相応に老けて何が悪いの」と言われそうですが、見た目はみなさんが想像する以上に重要です。第一印象で「若いな」と思った患者さんは、やっぱり健康で長生きするからです。パッと見て「若いな」と感じさせる高齢者は、やせて頬がこけて骨ばった人より、ぽっちゃりして肌にはりがある人。総じて明るくて前述した「小太り、ほがらか、おしゃべり」なタイプです。

見た目の若さは偶然のように思えますが、じつは科学的な裏づけがあります。

デンマークで行われたある研究によると、**70歳をすぎた人の見た目年齢は、その人の寿命と関連している**ことがわかっています。同じ遺伝子をもつ一卵性双子でも、見た目が老けているほうが先に亡くなる確率が高かったのです。

日本人の健康寿命は短い。
ラスト10年は「病院のガイコツ」になる可能性大

ただ、長生きするだけで幸せかというと、そうでもない事実があります。日本は世界有数の長寿国です。男性の平均寿命は約81歳、女性は約87歳。いま70歳の女性なら、20年近くは人生を楽しむ時間が残されていることになります。

さて、もうひとつの寿命の統計を見てみましょう。「健康寿命」です。

健康寿命とは、介護などを必要とせず、自立して日常生活が送れる期間のこと。統計的に見ると男性は約72歳、女性は約75歳で健康寿命が尽きてしまうのです（図1）。

平均寿命と健康寿命の差は、男性では約9年、女性では約12年です。言い換えれば、日本人の大多数は、亡くなるまでのおよそ10年間は自立した生活が送れず、要介護や寝たきりで過ごしているということになります。

いわば、**日本の高齢者はラスト10年を介護や医療によって生かされている状態**なのです。

これは由々しき問題だということで、厚生労働省はこの差を少しでも縮めようと「健康寿命延伸プラン」という取り組みを始めています。プランの一環として２０２０東京オリンピックまでに1歳のばすという目標もあったそうですが、残念ながら1歳には届きませんでした。現在のプランでは、２０４０年までに男女とも健康寿命を75歳以上にすることが目標です。具体的には男性75・１４歳以上、女性77・７９歳以上という数値を掲げています。

しかし厚生労働省がどんなにキャンペーンを行っても、自分の健康寿命は自分でのばすしかありません。毎年少しずつ健康寿命の終わりに近づきつつある私たちは、どうすればよいのでしょう。

図1　平均寿命と健康寿命の差

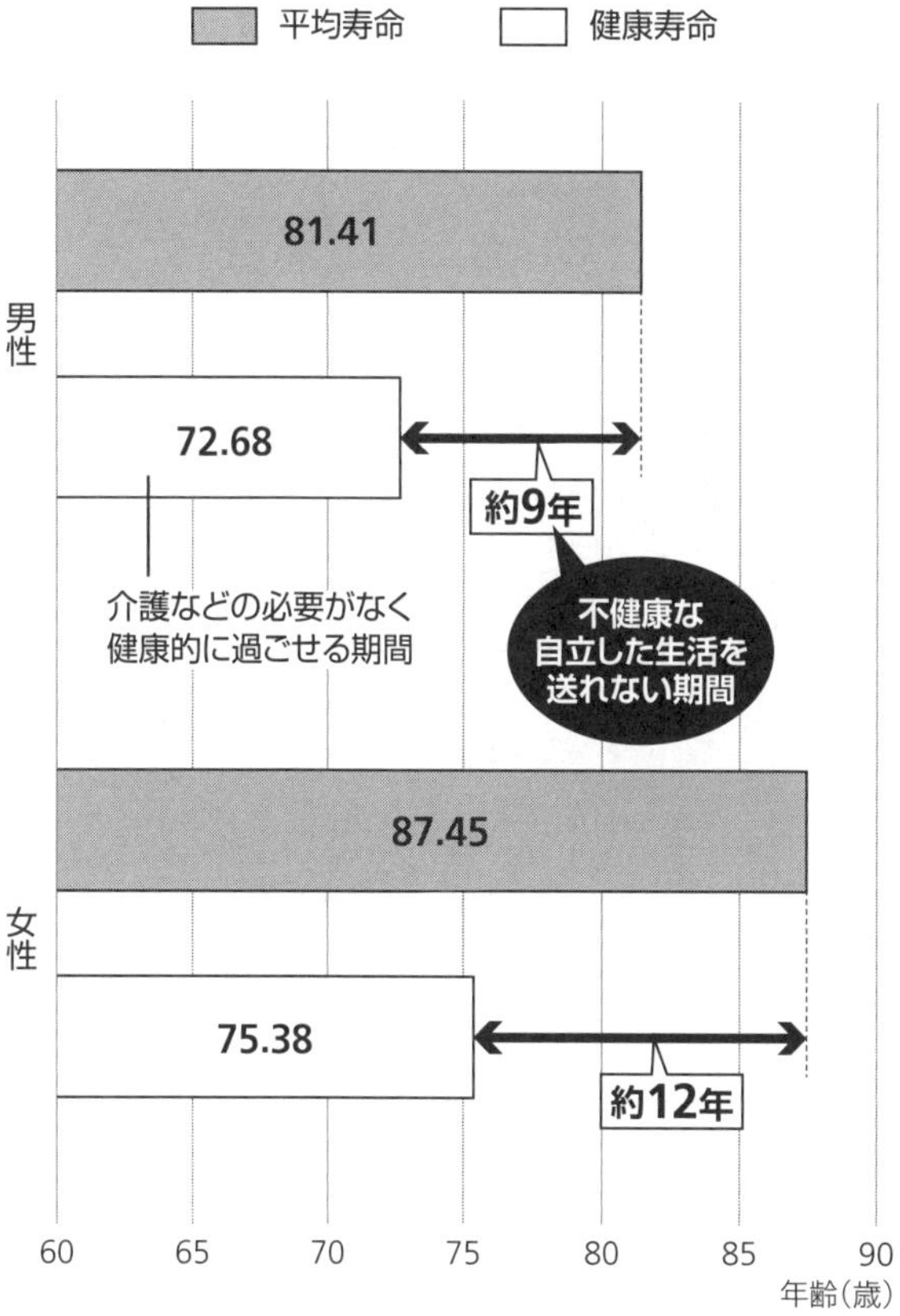

出典：「健康寿命の令和元年値について」厚生労働省（2021）

若い頃からの生活習慣や考え方を見直す転機として「80歳の壁」が意識されるようになってきました。人間、80歳をすぎたらがまんなどせずに好きなことを好きなだけして幸せな晩年を過ごせばいいという考え方です。ある意味、現代社会における究極の幸福論と言えるでしょう。

そんな幸せな晩年を手に入れるには、まず目の前にある高い壁を無事に超えなくてはいけないというのも事実です。そのためには、60代、70代からの確実な助走が必要です。「私はまだまだ大丈夫」と思っている方も、すぐに対策を始めてください。80歳になってからでは遅いのです。

コロナ禍以降、要介護が急増。食欲が減り、低栄養に

80歳の壁を超えるための具体的な方法をお話しする前に、私たちの生活に大き

な影響を与えたコロナ禍について触れておきましょう。コロナ禍は高齢者の健康と生活習慣を考えるうえで、とても多くの教訓を残したからです。

日本でも新型コロナウイルスに感染し、残念ながら亡くなってしまう人も少なからずいました。しかし、他国との比較で見る限り、感染者がとくに多いわけではありません。現在はワクチン接種も進み、高齢者の健康状態は守られつつあるかのように見えます。

けれども、私の実感はちょっと異なります。この**新たなウイルスは、数字には表れない形で高齢者の健康に影を落としている**と感じるのです。

私が座長を務める政令指定都市の介護認定審査会では、コロナ禍以降、介護保険の申請が増加しています。身体機能の低下や認知症の悪化で介護保険を新規申請したり、介護度が上がったりしたために変更申請するケースが数多くあります。

調査委員さんの提出するレポートでは、高齢者やそのご家族との話のなかに

「コロナになってから」「コロナのために」「外出の機会が減って」という枕詞が非常に多く登場するようになりました。

コロナ禍は高齢者にどんな影響を与えたのでしょうか。

まず、ご高齢な人ほど家から出なくなりました。

コロナ禍になってからは外に出ないステイホームが「正義」とされたため、もともと不要不急の外出しかしない人がますます外出しなくなりました。

外出できず運動量が減ったり、人と会わなくなって食事をひとりでするようになったりすると、ほとんどの人は食欲が減り、食事の量がガクンと減ってしまいます。その結果**低栄養になると、動くのがますますおっくうになり活動量が低下**します。ひとりでさっそうと歩いていた人も、ほんの数か月でのろのろ歩きになり、足元もおぼつかなくなってしまいます。

みなさんのまわりにも、コロナ禍前に比べ「めっきり年をとったなあ」と感じる人はいないでしょうか。

家にこもりきりの生活はウイルスから身を守るには最善の策かもしれませんが、感染と同じぐらいの身体機能低下のリスクをはらんでいることを、私たちはウイルスに教えられたわけです。

がんや脳卒中より筋肉不足と虚弱で死に至る

コロナ禍がとくに浮き彫りにした高齢者のリスクが、サルコペニアとフレイルです。

サルコペニアとは、加齢によって筋肉が減少して日常生活に支障が出る状態です。歩行速度が遅くなったり階段が上れなくなったりして周囲が気づくこともあります。

とくに気をつけなくてはならないのは、サルコペニアによって起こる骨折です。筋肉量が減って筋力が低下するので足に力が入らず、ほんの少しバランスを崩しただけで体を支え切れなくなり転んで、骨を折ってしまうのです。

なかでも太もものつけ根にある大腿骨の骨折には要注意。この部位を骨折すると手術が必要でしばらく起き上がることもできないため、下手をするとそのまま寝たきりになることも稀ではありません。実際、厚生労働省の調査では、転倒・骨折が脳卒中や認知症とともに、寝たきりになる大きな原因のひとつに挙げられています。

フレイルとは「虚弱」を意味する言葉ですが、老年医学では、**介護は必要としないけれども日常生活動作や認知機能に衰えが見られる状態**を指します。いわば要介護の予備軍です。

フレイルにはさまざまな要因があり、誰もが同じように発症するわけではありません。たとえば食欲低下やサルコペニアなど、何かひとつの因子が引き金となって悪循環を生み、そこから複合的に作用して症状が悪化していきます。これをフレイルサイクルと言います（図2）。

コロナ禍で言えば、ステイホームで外出できなくなった結果、食欲が低下して低栄養になり、サルコペニアを生じて身体機能が衰えていく、といった具合です。

これを「身体的フレイル」と言います。身体的フレイル以外にも認知機能の低下やうつなどの心理面が問題になる「精神・心理的フレイル」や、社会的な孤立や食事環境・生活環境の制限が問題になる「社会的フレイル」が生じ、フレイルサイクルから抜けられなくなるのです。

ほかのすべての病気と同じように、サルコペニアもフレイルも予防が大事です。人の体はいったん悪化すると、回復するのにたいへんな気力と体力を要するからです。

フレイルサイクルの兆候に気づいたら、どの要因からでもよいので、できるだけ早くアプローチして悪循環を断ち切りましょう。80歳を超えると気力もどんどん衰えていくので回復がますます難しくなってしまいます。

多くの人は、**がんや心疾患、脳卒中の心配はしても、サルコペニアやフレイルの心配はあまりしていない**ようです。疲れやすくなったり、足がよろけて転びやすくなったりしても「年とったよね」で済ませてしまいます。じつはそこが、サルコペニアやフレイルの恐ろしいところです。

「まだまだ大丈夫」と油断しているうちに、フレイルサイクルは進行します。冒頭でお伝えした低栄養や体重減少もこのサイクルのひとつです。

気づいたときには手遅れで、ガリガリになって動きがとれなくなり、要介護や寝たきりになってしまうのです。

どんな晩年を過ごすことになるのかを決めるのは、そうなる前の過ごし方です。

図2　フレイルの負のサイクル

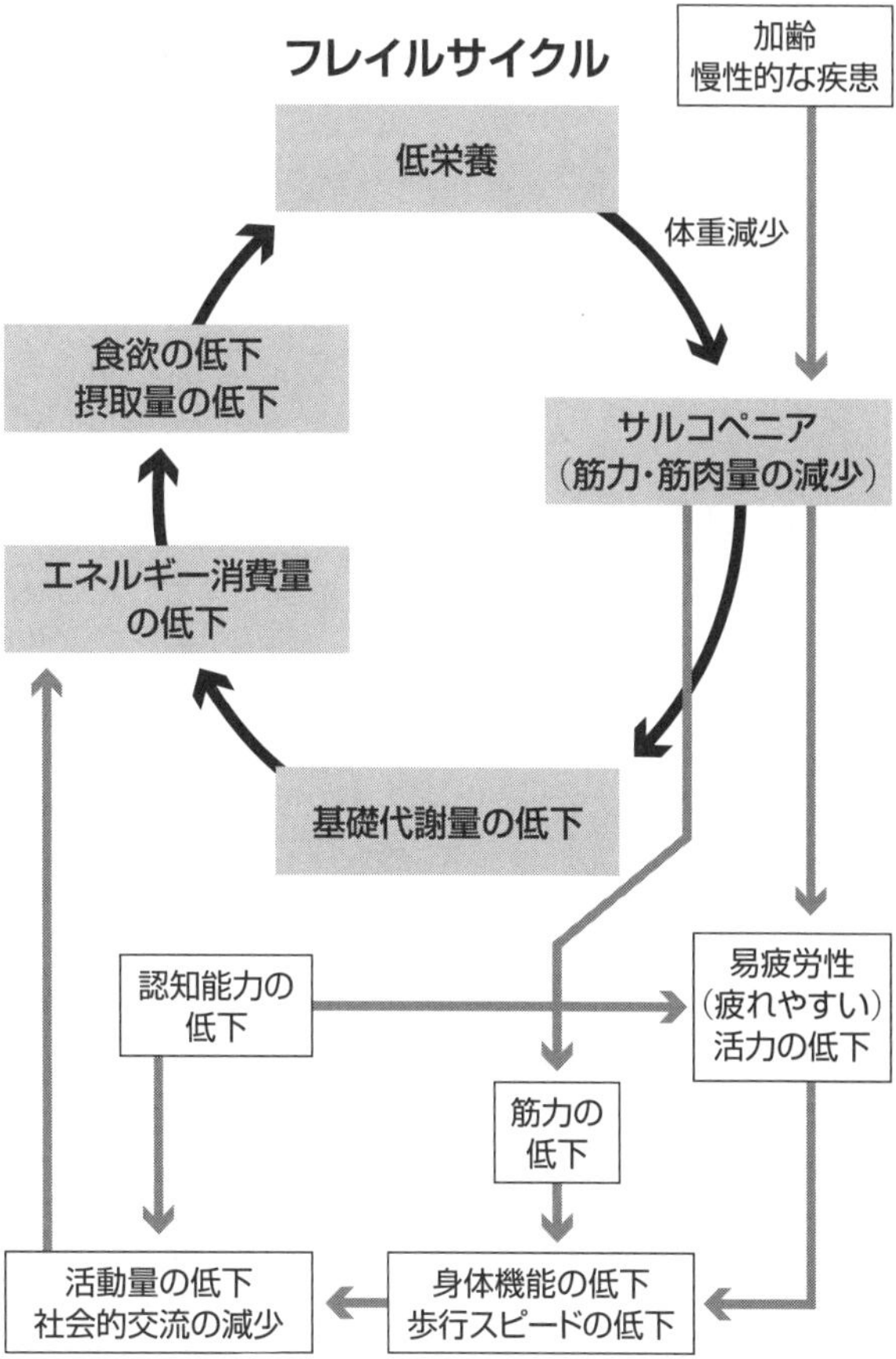

出典：Fried LP, et al. Frailty in older adults: evidence for a phenotype. J Gerontol A Biol Sci Med Sci. 2001を参考に著者作成

とくに私は65歳以降70代の過ごし方が重要だと思っています。

人生最後の10年を健康でよりよく生きることができるように、さらに健康な状態でもう10年生きられるように、本書を活用していただいて、いますぐ対策を始めていきましょう。

第1章

筋肉を増やす食事で、健康寿命をのばす

ペットボトルの蓋を開けられる?
70代が健康貯金のラストチャンス

フレイルになると肉体的、身体的な衰えにより日常生活に支障が出ます。健康寿命に関わる恐ろしい症状ですが、脳卒中のように突然生活が中断されるわけではありません。また、がんのように画像診断などでわかるわけでもありません。しかも、**加齢とともに悪化するので「年だから」と見過ごされがち**です。

フレイルには、プロローグでお伝えしたように身体的フレイル、精神・心理的フレイル、社会的フレイルの3種類があります。身体的フレイルは筋肉や筋力、体力が衰えた状態、精神・心理的フレイルは、意欲低下やうつ病、認知症などが生じる状態、社会的フレイルは社会的な交流が脆弱になっている状態です。

ひとり暮らしでこもりがちで孤立していたり、近くにスーパーやショッピングモールなどがなく食事の環境が整っていなかったり、ひとりで食事する食生活（孤食）が続くと起こりやすいと言われています。

フレイルかどうかを診断するには、簡易的な評価基準が用いられます（表1）。体重減少、筋力低下、疲労感、歩行速度、身体活動のうち1〜2項目が当てはまる人はフレイル予備軍（前フレイル・プレフレイル）、3項目以上当てはまればフレイルと診断されます。急に体重が減ったり、階段の上り下りがいつもよりつらいと感じられたりするようになったら注意が必要です。

歩行速度の目安は、横断歩道を渡る速さでチェックすることができます。信号が青になって横断歩道を渡り始め、赤に変わるまでに渡り切れなかったら要注意です。

筋力低下はおもに握力で判断します。家事をしていると鍋やフライパンを持ったり掃除機をかけたりするときに握力を使います。家族が減ると家事の負担も軽くなります。いつの間にか握力が弱くなっている人は多いものです。

同居する家族から**「ほうれん草のお浸しが水っぽい」とか、「布巾がしぼれていない」などと指摘されたら注意**してください。

自分でも確認できるのが、ペットボトルの蓋です。あなたはペットボトルの蓋を自分で開けられますか？　「蓋がやけに固いな」と感じたり、子どもや孫に蓋を開けてもらったりしていたら、それはペットボトルのせいではなくフレイルの危険信号です。

日本では40歳になると、いわゆる「メタボ健診」の対象になります。健診のたびにおへそまわりを測定されるのが憂うつという人もいるでしょう。

でも、75歳になるとメタボ健診の対象者でなくなることはご存じでしょうか。じつは２０２０年から「フレイル健診」が導入され、75歳以降はメタボ健診の代わりにフレイル健診を受けることになったのです。

表1　フレイルの評価

改訂日本版CHS基準（改訂J-CHS基準）

項目	評価基準
□ **体重減少**	6か月で2kg以上の意図しない 体重減少がある。
□ **筋力低下**	利き手の握力が、男性で28kg未満、 女性で18kg未満である。 ! ペットボトルの蓋を開けられるかどうかが目安 （15kg前後の握力が必要）。
□ **疲労感**	（ここ2週間） わけもなく疲れたような感じがする。
□ **歩行速度**	通常歩行の速度が低下している （1.0m／秒未満）。 ! 横断歩道を難なく渡り切れるかどうかが目安 （横断歩道は0.8m／秒で渡り切れるように 設定されている）。
□ **身体活動**	1）軽い運動・体操をしていますか？ 2）定期的な運動・スポーツをしていますか？ 上記2つのいずれも「週に1回もなし」と回答。

3項目以上に該当する……フレイル
1～2項目に該当……前フレイル（プレフレイル）
該当なし……健常（ロバスト）

出典：Satake S and Arai H. Geriatr Gerontol Int. 2020; 20 (10): 992-993に加筆

フレイル健診では、きちんと食事をとっているか、体重が減少していないか、運動をしているか、などをチェックします。後期高齢者になったからといって生活習慣病のリスクがなくなるわけではありませんが、年を重ねるにつれてフレイルのリスクのほうが高くなり、危険だからです。

とにかくやせすぎている人はちょっとしたけがや病気に耐えられません。また、筋肉が弱るとサルコペニアやフレイルになり、その結果、要介護や寝たきりのリスクが高まります。そのため「これからはしっかり食べて体重を増やし、筋肉をつけましょう」という意識の転換が必要となるのです。いわば、メタボの「過栄養対策」からフレイルの「低栄養対策」へのギアチェンジです。

ただし、75歳という年齢はギアチェンジにはギリギリのタイミングだと私は考えています。人によってはすでに手遅れの年齢かもしれません。できればもっと早く、65歳頃から始めるべきだと思っています。

いつからギアチェンジするかについては医学的にも議論の分かれるところです。個人的な差異が大きいのではっきりと境界線を引くことはできませんが、65歳から75歳まではグレーゾーンです。私の経験から言えば、**65歳以上、遅くとも70歳を超えたら、メタボ対策よりもフレイル対策を重視**するべきです。そのほうが健康的に長く生きる確率が高まります。

ひとりでも多くの人が質の高い人生を長く生きられるようにするには、地域の医療者のサポートが欠かせません。プロの視点で患者さんに向き合い、自治体とともにきめ細かなフレイルのスクリーニングシステムを構築していくことが社会的使命だと考えています。私が勤務している熊本リハビリテーション病院でも、２０２２年８月より「フレイル健診」というプロジェクトを立ち上げました。

いまは65歳と言っても若いので「フレイル対策」と言われてもピンと来ないかもしれませんが、体づくりは一朝一夕にできるものではありません。しかも80歳をすぎると体力はガクンと落ちます。それから筋肉をつけたり体の機能を強化したりするのは至難の業です。80歳の壁を超えたら、それまで蓄えてきた健康貯金を使って生きていかなければなりません。

60代から70代は、健康貯金を増やすことのできる最後の年代です。早めにギアチェンジして、健康貯金をコツコツ積み上げていきましょう。

ダイエットは65歳まで。食べたいものを食べ、体重を減らさない

健康でいるためにいちばん大切なのは食事です。健康に対する意識とともに、食生活もギアチェンジしましょう。

基本的には、とにかく食べることです。年をとると、ほとんどの人は食事の量が減っていきます。店で以前と同じメニューを注文したのに食べ切れず残してし

まったという経験はないでしょうか。若い頃より活動量が減ることや、身体的な機能が低下することなどさまざまな理由から、食べる量は減少するのが普通です。

このため、いつまでも「太らないように」「これは体に悪いから」など、若い頃の考え方にとらわれているとますます体重が減ってしまいます。

そこで、65歳ぐらいからは好きなものをどんどん食べるようにしてください。ギアチェンジのポイントのひとつは、カロリーをとることです。

いままでは「太ってはいけない」と思ってカロリー（エネルギー）制限を気にしていたかもしれませんが、高齢者は食事量が減っていくので、食べたつもりになっても意外に必要なエネルギー量に達していません。そこで、**なんでもいいから食べたいものを食べ、体重を減らさない**ように注意します。

とくに糖質制限をしていた人は食生活のバランスが崩れがちなので、糖質とたんぱく質をしっかりとり、体重を維持または増加させることを優先しましょう。

ファストフードやスナック菓子などは体に悪い代名詞のように言われていますが、適度に脂肪も入っていて少量でカロリーが摂取できるので食べてもかまいません。

また、ひとりでいるとつい食事を抜いてしまいがちなので、なるべくほかの人と一緒に食事をする機会をつくりたいものです。高齢の患者さんを診ていると、ひとり暮らしでも社交的で誰かと食事をする習慣がある人のほうが健康的に長生きする印象があります。

もうひとつのポイントはたんぱく質です。これはあとで詳しく説明しますが、筋肉を増やすために欠かせない栄養素です。

食事量を減らさず、カロリーとたんぱく質をしっかりとること。これを60代から70代のうちに始めることができれば、筋肉を増やすことができます。じつはこの筋肉こそ、健康貯金（≒貯筋）の最重要項目なのです。

高齢者の半数は筋肉不足。長生きする人はふくらはぎが太い

同じ体重でも筋肉量は人によって異なります。最近では**筋肉が多い人のほうが長生きする可能性が高い**と考えられるようになってきました。いずれ肥満に関する研究のなかで正確な統計データが明らかにされると思います。

手足に比べて体が太い人を中心性肥満と言います。このタイプの人は太って見えても筋肉量が少ないのが特徴です。一方、手足がしっかり太い人は筋肉がついていてより健康的とされています。

ここで、簡単に筋肉量がチェックできる方法をお教えしましょう。サルコペニアの検診で用いられる「指輪っかテスト」というものです（図3）。

まず、親指と人差し指で輪っかをつくってください。その輪っかで利き足では

ない側のふくらはぎのいちばん太いところを囲みます。輪っかに隙間ができてスルッと通せる人は筋肉量が少ない人です。輪っかで囲めない人やちょうど囲める人は、しっかり筋肉がついています。

考案した東京大学の田中友規先生によれば、指輪っかで囲めないぐらいふくらはぎが太い人と隙間ができるぐらい細い人を比べると、ふくらはぎが細い人はサルコペニアの発症リスクが3倍も高かったと言います。ＢＭＩを計算しなくても、これだけで要介護度や死亡リスクがわかるとされています。

私の勤務する病院でも健康教室を開催していますが、参加している70代から80代の方にこのテストをやってもらうと、ほぼ半数は輪っかに隙間ができてしまいます。つまり筋肉量が不足しているわけです。健康教室に参加する方は健康意識が高い方が多いので、**高齢者全体で見れば半数以上の方が筋肉不足**ということになるのではないでしょうか。

図3　指輪っかテスト（サルコペニアの簡易指標）

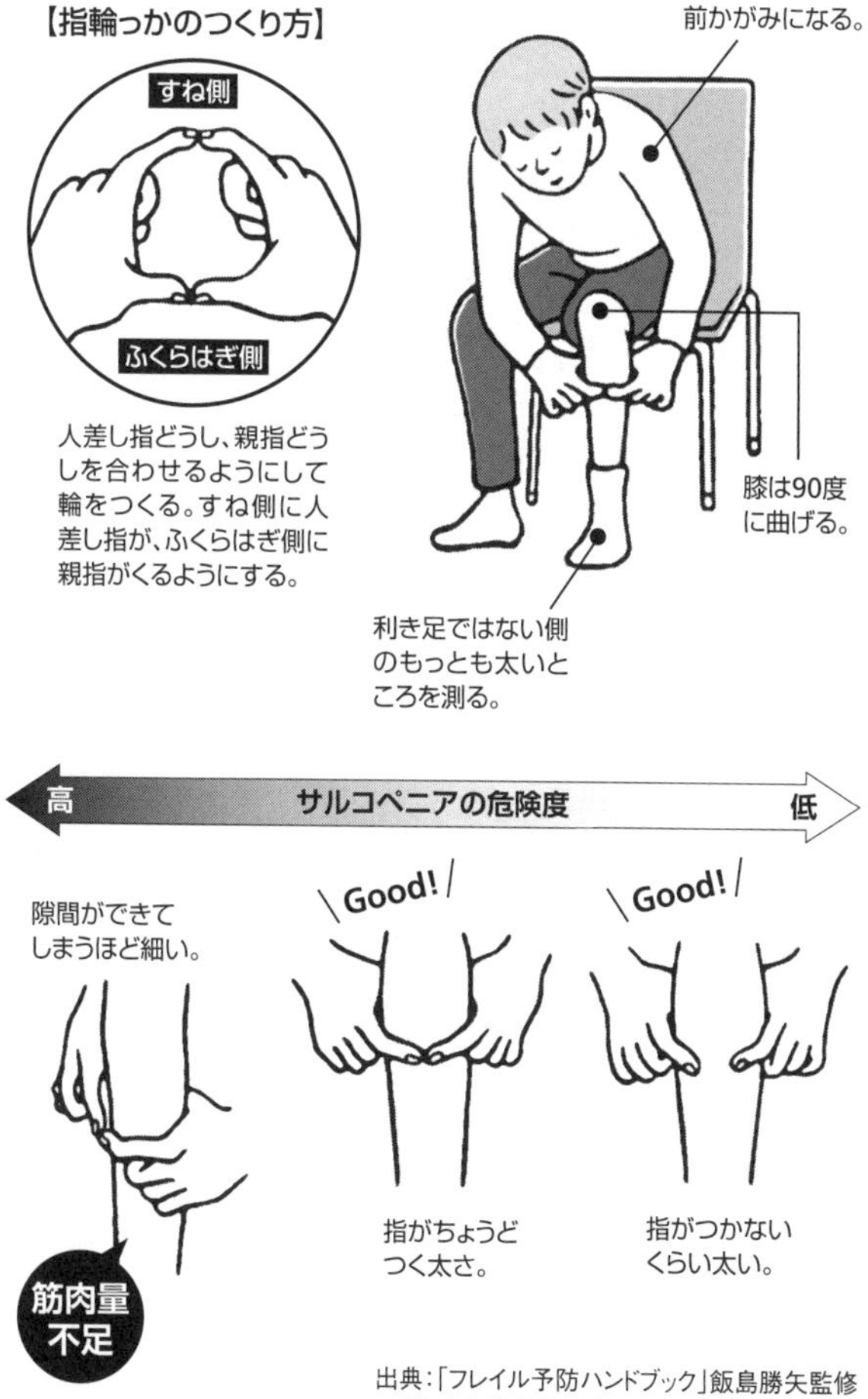

出典：「フレイル予防ハンドブック」飯島勝矢監修
（東京大学高齢社会総合研究機構）より作成

むくんでいる人は太って見えてもやせている

自分の栄養が足りているかどうかは、血液中のアルブミンの数値でわかります。

アルブミンとは、血液中に存在する蛋白《たんぱく》質（医学用語では漢字を使います）のうち約6割を占める重要な蛋白質で、通常3・9g／dlが基準値。3・6g／dl以下だと低栄養が疑われます。また、日常生活のなかで低栄養をチェックするには、最近米国栄養士会と米国静脈経腸栄養学会が示した判断基準が参考になります。

①エネルギー摂取量の低下
②低体重
③体重減少
④浮腫（むくみ）
⑤握力低下

この5項目のうち、2項目以上該当する場合には低栄養の疑いがあります。たとえば、急に食事の量が減ったりやせたりしたときは要注意です。とくに6か月ぐらいのあいだに体重が10％も減少していたら赤信号です。また、低栄養になると筋肉が減るので、握力の低下も重要な指標となります。

ここで注意したいのは④浮腫、つまりむくみです。

日中立ち仕事をしていると夕方になって足がむくむことはよくあります。これは**体の水分（リンパ液や静脈血）や老廃物が下半身に滞留してしまう**からです。

心臓から送り出された血液は動脈を通って全身に行き渡り、静脈を通って心臓に戻ります。下半身の静脈は重力に逆らって血液を下から上に送らないといけないのですが、このときポンプの役割を担っているのがふくらはぎの筋肉です。ふくらはぎが「第二の心臓」と言われるのはこのためです。

ところが筋肉が減るとポンプ機能がしっかり働かず、心臓に戻れない水分や老廃物が皮膚の下に溜まってむくみの原因となります。指で押してみて、指の跡がいつまでもへこんでいる場合にはむくんでいる恐れがあります。

また、目に見える浮腫がある人はたいていお腹にも浮腫があります。腸管に浮腫があると消化吸収力が落ちてしっかり栄養がとれず低栄養になってしまいます。

強く長く生きるためには、ＢＭＩ20以上必要

「低栄養」については、近年医学界で国際的に注目すべき動きが見られます。じつはこれまで低栄養には統一された基準がなく、各国や地域、病院などがアルブミン値や体重などをもとに各自で診断を行っていました。

そこで世界中の医学者が「世界規模で低栄養の診断基準をつくろう」と議論を重ね、２０１８年に初めて低栄養に関する統一した基準が作成されたのです。こ

れをＧＬＩＭ（Global Leadership Initiative on Malnutrition）基準と言います（図4）。ＧＬＩＭ基準には、人種ごとに異なった基準値が示されています。

たとえば日本では従来、ＢＭＩ18・5kg／㎡未満を一律に低体重（やせ）としてきましたが、ＧＬＩＭ基準によるとアジア人のＢＭＩは、70歳未満では18・5kg／㎡未満、70歳以上では20・0kg／㎡未満とされています。

つまり**70歳を超えたらＢＭＩ20kg／㎡よりも低いと低栄養状態で危険**ということになります。

また、ＧＬＩＭ基準では筋肉量が初めて栄養診断の指標に採用されました。

これは、筋肉の重要性を世界が初めて認めたエポックメイキングな事象だと評価されています。世界的に高齢化が進んでデータが蓄積された結果、健康に長生きするには筋肉が不可欠だという事実が共有されるようになったのです。人々の意識が「長く生きる」から「よりよく生きる」ことにシフトしていることの現れとも言えます。

日本でも**高齢者の低栄養判定にＧＬＩＭ基準を用いることで、サルコペニアやフレイルの早期発見・治療につながる**と期待しています。

筋肉がなくなると窒素不足で命の危険も

筋肉量を知る目安になるのが「除脂肪体重（ＬＢＭ）」。除脂肪体重は筋トレやダイエット中の人、アスリートにも注目されています。

除脂肪体重とは、文字通り脂肪組織の重量を除いた体重のこと。脂肪以外の、体の構成要素である骨格、筋肉、皮膚、臓器、水分の量が除脂肪体重です。体脂肪率を測ることができる体重計があれば、次の計算式で簡単に計算できます。

「体重×（１００－体脂肪率）÷１００」

図4　GLIM基準の低栄養診断（アジア人版）

現症
以下3項目のうち
1つ以上の☑

＋

病因
以下2項目のうち
1つ以上の☑

●体重減少

□過去6か月以内で5％を超える意図しない体重減少

OR

□過去6か月以上で10％を超える意図しない体重減少

●低BMI

□70歳未満：BMI18.5未満

OR

□70歳以上：BMI20.0未満

●筋肉量減少

□DXA（体組成の指数）：男性7.0未満、女性5.4未満

OR

□SMI（四肢骨格筋量指数）：男性7.0未満、女性5.7未満

●食事摂取量低下 OR 消化吸収力低下

□過去1週間以上で食事必要量の50％以下が続く

OR

□過去2週間以上で食事摂取不足が続く

OR

□慢性消化管障害

●疾患ストレス OR 炎症

□急性疾患や外傷

OR

□慢性炎症

↓

低栄養診断

出典：Cederholm T, et al, 2019より著者作成

たとえば体重が65kgで体脂肪率が25％の人の場合は、「65×（100−25）÷100」で48・75kgになります。65kgの体重のうち、脂肪を除いた重量が約49kgあるということです。

骨や皮膚や臓器の重さはあまり変化しません。除脂肪体重の増減はほぼ筋肉の増減になるのです。つまり、体重が減っても除脂肪体重が変わらなければ脂肪が減ったことになります。

しかし、除脂肪体重が減少していると、筋肉が減ってしまったということになります。健康のためには除脂肪体重の維持または増加を目指すべきです。

実際、除脂肪体重が減りすぎると命に関わります。

人の体は血液中のグルコース（血糖）を燃やしてエネルギーをつくります。グルコースが足りなくなると肝臓に蓄えられているグリコーゲンがグルコースに変化し血液中に放出されて燃焼されます。

グリコーゲンが枯渇すると、次に脂肪が消費されます。肝臓のグリコーゲンも脂肪も消費されてしまうと、今度は筋肉や内臓の蛋白質が消費され始めます。これはとても危険な状態です。

なぜなら、**蛋白質は体内で窒素を蓄えるという重要な役割を担っている**からです。窒素はＤＮＡやアミノ酸の材料なので人体になくてはならない物質で、内臓と筋肉にしか存在することができません。

このため、内臓や筋肉の蛋白質が消費されると窒素も減少して生命が維持できなくなるのです。免疫機能が低下して傷が治りにくいなどの症状が出始め、やがて臓器に障害が及びます。

筋肉が減少して除脂肪体重が元の70％以下になると生命の維持が困難になり死に至ります。これを窒素死＝ナイトロジェン・デスと言います。

同体重でも、筋肉量は若いときの半分。1年間に1％筋肉は減っていく

前述のように2018年に作成されたGLIM基準によれば、70歳以上の日本人のBMIは20㎏／㎡以上が望ましいとされています。けれどもやせている人のなかには、自分のベスト体重はもっと少ないと感じる人がいるかもしれません。70歳を超えてもスリムな体形を維持している人は「私は若い頃から食生活もライフスタイルも変わらないし、体重も維持しているのでこのままで大丈夫」と言って太ろうとはしません。

たしかに人にはそれぞれ適した体重があります。やせていても健康でエネルギーに満ちあふれた人はいます。

また、スーパーモデルのようにやせていても筋肉質な人は身体機能がしっかり維持されているので、見た目も歩き方もさっそうとしています。

体重が変わらないからといって、筋肉量が変わらないわけではありません。人の体組成は年とともに変化しているからです。

一般的に筋肉量は30歳をピークに減少を始めます。何もしなければ**1年間に1％ずつ筋肉が減っていく**ことをご存じでしょうか。10年間で10％減るので、80歳になる頃には50％。つまり筋肉はピーク時の半分しかありません。

体重とＢＭＩだけを見て「この体重が自分のベスト」と思い込むのではなく、まず体重を増やす努力をしてください。同時に体を動かしてしっかり筋肉をつけることが大切です。

アスリートにとって30歳という年齢はひとつの壁だと言われます。30歳が筋肉量のピークであることを考えれば、ある意味自然なことでしょう。

30代以降は適切な筋トレをして筋肉を維持しないと、どんどん筋肉量が減少してパフォーマンスが落ちていってしまいます。キングカズこと三浦知良選手やイチロー選手は体脂肪率が10％以下。除脂肪体重は体重の9割ということになります。40代、50代でも活躍できるのは圧倒的な筋肉量のおかげだと言っても過言ではありません。

40歳を超えると徐々に衰えを感じ始めます。公私ともに忙しい年代になり、多くの人は、ジム通いやジョギングで体を鍛えたりする時間がなかなかとれません。何もしないでいれば50歳から60歳ぐらいにかけて体力は落ちる一方です。

60代になったら、そろそろ体重を減らしすぎないように注意してください。

若いときには体重を減らすのが難しいと感じていたかもしれませんが、**65歳をすぎると体重は減りやすくなり、逆に減ってしまった体重を元に戻すのが難しく**なります。うっかりしていると1週間に1kgのペースで体重が減って、なかなか元に戻らないという人もいるのです。

入院1週間で立ち上がれなくなる。足がおぼつかず、けがの原因に

サルコペニアとは、加齢で筋肉量が減少したり筋力が低下したりする病気ですが、入院などの医療行為によって生じてしまうサルコペニアもあります。

けがや病気で入院すると、医療は治療に集中して栄養管理や身体機能維持が二の次になります。患者さんは「安静」の指示でベッドに寝かされたままになり、筋肉が衰えて起き上がれなくなったり、口からものを食べられなくなったりしてしまいます。

昔は点滴だけでしたが、いまは点滴と経鼻経管で栄養を送ることもできます。人工呼吸器をつけたまま安静にしていると、約1週間で立てなくなるのです。このように入院に起因するサルコペニアを「医原性サルコペニア」と言います。もっとストレートに「入院関連サルコペニア」と呼ばれることもあります。こちら

のほうが入院そのもののヤバい状況がリアルにイメージできますね。

1週間入院すれば1kgやせていきます。急性期病院で重度の炎症がある人は1日1kgずつ減ることさえあります。退院するときには、まるでげっそりやせこけた「ガイコツ」状態です。

「10kgもやせたよ」などと言いながら、家族に支えられてヨロヨロ病院をあとにする患者さんも珍しくありません。ふくらはぎの筋肉はすっかりそげ、足元が頼りなくなり、指輪っかテストをすればするりと抜けてしまいそうです。

もともとサルコペニアの症状があった患者さんは、けがや病気でひとたび入院するとさらに悪化した状態になります。その後も入院をくり返すことになり、要介護・寝たきりにまっしぐらです。こうした状況から、急性期病院をサルコペニア工場と揶揄する人もいるほどです。

私がリハビリテーション医師を目指した頃に比べれば多少改善したものの、いまだに**術後の栄養管理や早期離床の重要性が医師のあいだでじゅうぶん共有されていない**のは残念なことです。

人の体は使わないでいるとすぐに弱ってしまいます。

みなさんは宇宙空間に出ると骨や筋肉が衰えることをご存じでしょうか。

宇宙では地球上と違い重力の負荷がかからないため、骨や筋肉が鍛えられません。このためなんと1日に1%ずつ筋肉が減っていきます。30歳をすぎて筋肉が減るスピードは1年に1%なので、宇宙にいると1日で1年分の筋肉が失われることになります。国際宇宙ステーションの宇宙飛行士は、少しでも筋肉を維持するために筋トレが日課です。それでも長いあいだ宇宙で過ごしたあと地球に帰還すると歩くのも困難で、リハビリが必要なのです。

一方、ベッドで安静にしている患者さんは、1日に0・5%筋肉が減ります。普通の人が1年で失う筋肉が2日で失われるわけです。ベッドに寝ているだけで、宇宙空間に近いペースで筋肉が減少していくのです。

いま、日本全国でサルコペニアの患者さんはどれぐらいいるでしょうか。

日本の人口が約1億2千万で、そのうち30%が高齢者です。高齢者の10人にひとりはサルコペニアとされているので、現在日本では**およそ3百数十万人がサルコペニアに悩んでいる**と推定されます。

回復期のリハビリテーション病棟では、サルコペニアの罹患率は50%です。サルコペニアに罹患している患者さんは、残念ながらなかなかリハビリでよい結果が得られず、回復までに長い時間がかかってしまいます。

療養病棟に長く入院している患者さんは１００％サルコペニアに罹患していて、ほぼ寝たきり状態です。筋骨隆々の人が療養病棟に来ることはありません。

むせる原因は喉の筋力低下。食べない人ほど食べられなくなる

筋肉は使わないと衰えます。食べる力も同じ。食べないでいると、ますます食べられなくなってしまいます。飲み込むときには喉の筋肉を使っているからです。

喉の筋肉も、全身の筋肉と同じように30代頃から衰え始めます。40代を超えると、食事のときなどにゴホゴホむせることはありませんか？　老眼と同じで老嚥《ろうえん》という言葉があります。嚥下《えんげ》する力が加齢とともに衰える現象です。

いまはコロナで減りましたが、学会ではランチョンセミナーと言って、食事をしながらセミナーをすることがありました。セミナーの受講者が高齢化してくると、あちこちでゴホンゴホンとむせる音が聞こえるようになります。若い医師だけの集まりでは、そんなことはありません。

安静にしていると筋肉が弱って立ち上がれなくなるように、1週間絶食にされ

ると喉の筋肉が弱って食べられなくなります。

健康な人でも、けがや病気で入院して1週間点滴で絶食になると、1週間後に食事の許可が出たときに嚥下障害を起こします。ゴホゴホとうまく飲み込めず、誤嚥《ごえん》性肺炎を起こすこともあります。誤嚥の習慣があると、誤嚥性肺炎をくり返します。再発をくり返すうちに完治が難しくなり、命に関わることになりかねません。

嚥下障害になってしまったら、**「嚥下おでこ体操」で喉の筋肉を鍛える**こともあります（図5）。嚥下おでこ体操とは、おでこを手のひらで押さえながら、おへそを見るように顎を引き、おでこと手で押し合いをする体操です。喉の筋肉に力が入るので、飲み込む力を鍛えることができます。

ただ、弱った筋肉を元に戻すのには時間も労力もかかります。予防がベスト。そのためには、しっかり食べ続けてつねに喉の筋肉を使い続けるしかありませ

図5　嚥下おでこ体操

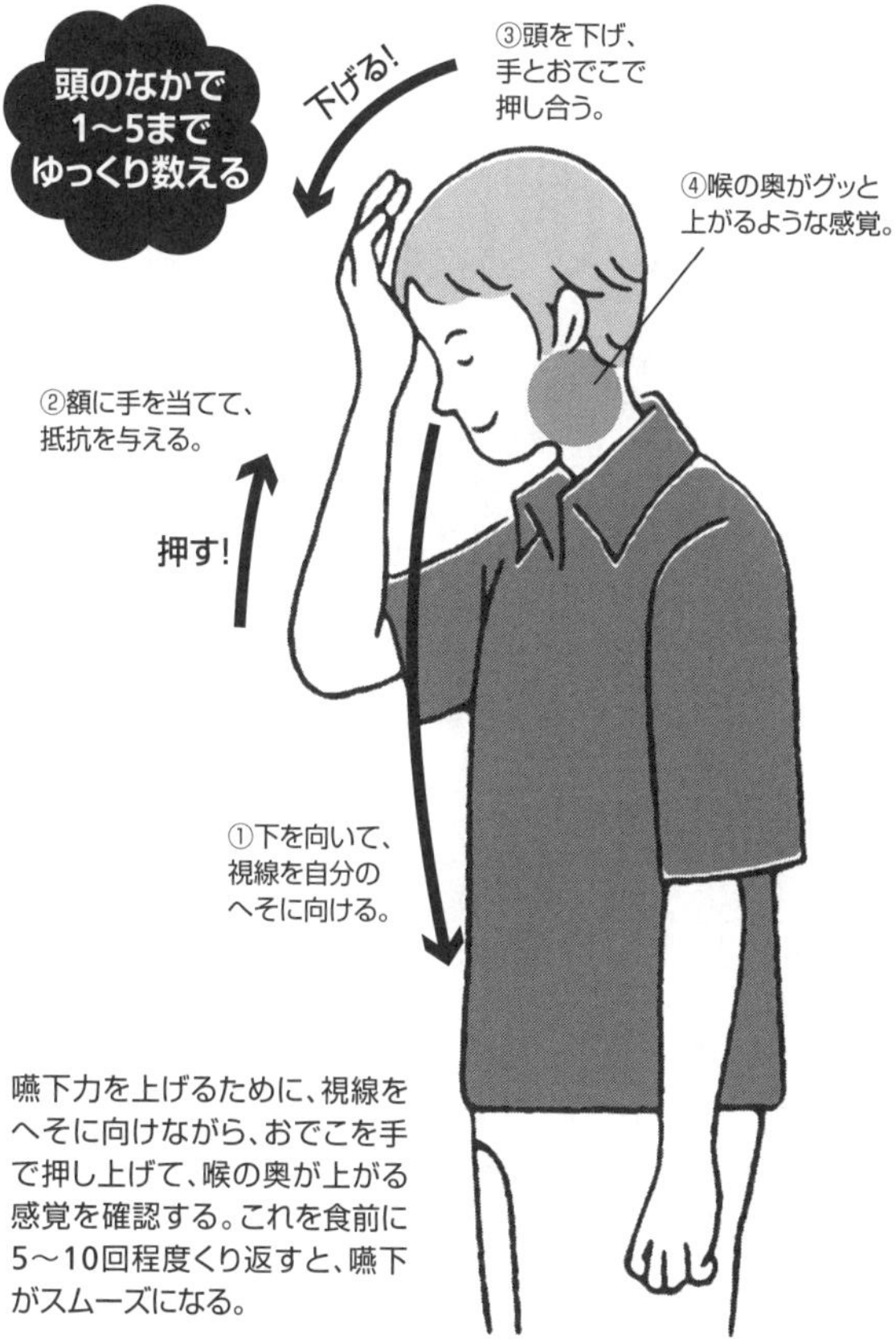

嚥下力を上げるために、視線をへそに向けながら、おでこを手で押し上げて、喉の奥が上がる感覚を確認する。これを食前に5〜10回程度くり返すと、嚥下がスムーズになる。

5〜10回程度くり返す

出典：浜松市リハビリテーション病院HP「嚥下おでこ体操」
（URL：http://www.hriha.jp/section/swallowing/gymnastics/）より

ん。60代、70代から何でも食べて、喉にも筋肉を蓄えておきましょう。しっかり食べて体重と筋肉を維持している人は、万が一入院してしばらく食べられなくなったとしても、早期に回復することができます。

軽い全身運動で むせずに食べられるようになる

もしけがや病気で入院したとき、サルコペニアによる嚥下障害を防ぐにはどうすればよいのでしょうか。

まず「とりあえず絶食」は避けたほうがよいでしょう。口から飲食をしないでいると、すぐに喉の筋肉が衰えてしまいます。近年ようやく絶食のリスクが医師に共有されてきましたが、ほんの10年前までは口から水分も摂取しない「完全絶食」が当たり前でした。医学的に問題がなければ、**数口でもいいので口からとり**

続けるべきです。

たとえば誤嚥性肺炎で入院して絶食管理で何週間も点滴と経鼻栄養（鼻から胃に栄養剤を流し入れる）で過ごしてしまうと、肺炎が治ってもなかなか元の食事に戻ることができません。本人は「早く口からおいしいものを食べたい」と希望しているのに、嚥下機能が衰えてしまって食べられないのです。

食欲は人の意欲の源泉です。食べたいものが食べられないと気力がわきません。食べる楽しみを奪われると気分が落ち込み、精神的・心理的フレイルにおちいる危険も高くなります。こうした悪循環を避けるには、絶食を避けて何かしら口の運動が起こるようなものを入れることです。

口腔内ケアをしっかり行えば、誤嚥性肺炎のリスクも軽減されます。水でもむせてしまうようなら、水分にとろみをつけたものや嚥下用のゼリーなどを少しずつスプーンで口に入れてもよいでしょう。とにかく口や喉の筋肉を使い続けることがポイントです。

また喉の筋肉だけでなく、全身の筋肉を鍛えることも忘れないでください。

主治医と相談し、できるだけ早くベッドから離れて体を動かします。ベッドサイドで起き上がって食事をするだけでなく、**起きて歩いたり軽い全身運動をしたりすることが大事**です。

とくに効果的なのは起立着座運動です（図6）。椅子などに腰かけた状態から上半身を前に傾けながらゆっくり4秒ほどかけて立ち上がり、次に4秒ほどかけて座ります。これをくり返してください。

この動作は簡単なようですが、足腰だけでなく首の筋肉やお腹の筋肉も使うので全身の筋力アップにとても有効です。筋肉が弱っていて立ち上がれないうちは、椅子の背や手すりなどを支えに使ってもよいでしょう。自分に合ったトレーニングを進めましょう。

図6　起立着座運動

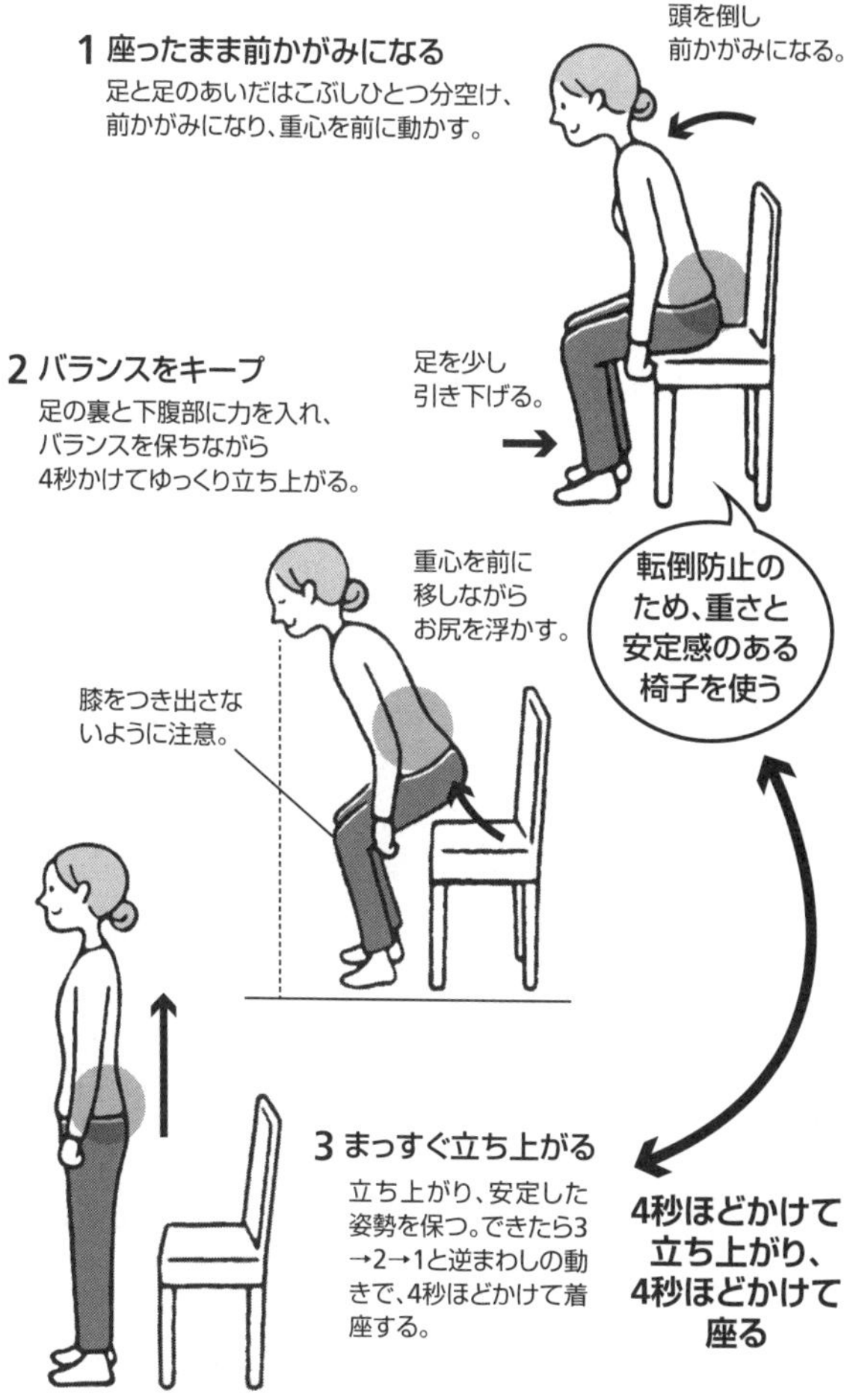

出典：熊本リハビリテーション病院HP（P128）より

早めにベッドから起き上がり、起立着座訓練を始めた人は、おとなしくベッドに寝たきりになっていた人に比べて明らかに嚥下機能が早く回復します。自分で食べられるようになるので意欲もわいて活動的になり、速やかに元の生活に戻ることができます。

がんになると筋肉が減る。食べてもどんどんやせていく

慢性疾患があると、食べていてもなかなか太らないことがあります。ちゃんと食べているのにやせていくという人は、慢性疾患などの持病による影響を考えるべきでしょう。

慢性疾患がある人は、いつも全身に微弱な炎症が起きています。

炎症があると、人の体は内臓などの重要な臓器を守るため脂肪とともに筋肉の

蛋白質を分解してエネルギーをつくり出します。このため**慢性疾患がある人は、健康な人より筋肉が減りやすい**のです。

がんで療養中の患者さんのなかには、胸板がガリガリであばら骨が出ている人が目立ちます。これは慢性疾患による全身の炎症で筋肉が減少しているためです。また、健康な人はじっとしているときにはエネルギー消費が減りますが、炎症があると安静時にもエネルギー消費は減りません。

たとえばけがをしたり風邪などで体調を崩したりすると、治るまで体を動かそうという気になりません。このとき体のなかでは炎症が起きているので、じっとしていても筋肉の蛋白質が消費されているのです。

慢性疾患で全身に炎症が起き、体重や筋肉がどんどん減少していく症状を悪液質（カヘキシア）と言います。進行がんの患者さんの約8割に見られます。

悪液質になると筋肉が消費されるため、たんぱく質がたくさん必要になります。

がん患者さんは悪液質で筋肉や体重が減少します。そのうえ抗がん剤などで食欲不振におちいりがちになります。カロリーとたんぱく質をしっかり口からとり続けてください。

食べて体を動かすことが療養中の生活の質を向上させてくれます。また、**体重減少の幅が少ないほど予後が良い**という報告もあります。

悪液質でも体重を維持することは、現代医学の最大の課題のひとつです。

きちんと食べているのに体重が減少していく恐怖感は、闘病中の人にしかわからないでしょう。最近は体重を増やすための薬も出ていますが、いまだ研究途上であり、今後の議論によって治療法などが変わる可能性もあります。

歯周病やタバコ病でも
やせが止まらなくなる

歯周病が口腔だけの問題でなく全身の疾患に関わることは、近年多くの人に周知されてきました。歯周病菌は血液に入り込んで全身に送られ炎症を起こしたり、糖尿病や肺炎、心臓疾患、認知症などさまざまな疾患の原因になったりします。誤嚥性肺炎や嚥下障害で口から食べられなくなるだけでなく、炎症反応により筋肉減少が生じることもあります。

慢性閉そく性肺疾患（ＣＯＰＤ）は「タバコ病」とも呼ばれ、おもにタバコの煙が原因で肺に炎症が起きる病気です。ゴホゴホと慢性的な咳や喀痰、息苦しさを感じるようになり、重症になると在宅で酸素吸入療法が必要になります。

ＣＯＰＤが進行すると慢性炎症で筋肉が減少するとともに、息苦しさから運動不足や低栄養になって体重がどんどん減少していきます。がんの患者さん同様、あばら骨が浮き出して見えるほどガリガリになります。

慢性疾患による低栄養で体重が減り続けるときは管理栄養士さんに栄養管理を

してもらってください。それでもうまくいかなければ、いったん入院して点滴などでしっかり栄養管理を行うことも考えるべきです。

とはいえ**体重減少を制御するのに栄養管理だけでは限界**があります。ときにはひと月に５kg近く体重が減ってしまう患者さんもいます。そのような状況では栄養面だけでなく病気自体のコントロールや嚥下障害、口腔衛生、運動などさまざまな問題を総合的にコントロールしなくてはなりません。

私がサルコペニア・低栄養研究センター長を務める熊本リハビリテーション病院でも、多職種からなる栄養サポートチーム（ＮＳＴ）が重要な役割を担っています。医師や看護師のほか理学療法士、管理栄養士や歯科衛生士などそれぞれの専門スタッフが患者さんを観察し、連携して効果的なサポートにつなげています。

栄養管理ができる医師を主治医に選ぶ

がんや心疾患などの病気だけを治しても、人は元気になりません。医療者は患者さんの体全体と向き合いながら、患者さんがしっかり食事ができるようになり、質の高い生活を取り戻せるまで総合的にサポートする責任があります。

私が強くこう思うようになったのは、ある苦い経験からです。

外科の研修医をしていた頃、私は胃がんの全摘手術をしたＫさんの主治医として経過観察をしていました。何事もなく２年ほどたったある日のこと、つき添いで来られたＫさんの娘さんが厳しい顔で私に詰め寄ってきました。

「先生、父は栄養失調じゃないですか。ほとんど動けない状態なんです」

驚いて真正面からＫさんに向き合うと、頬はげっそりこけて生気がありません。あわてて体重を量ると、２年前70kgあった体重が42kgにまで落ちていました。Ｂ

ＭＩは14・9kg／㎡。重度の低体重です。

私は2年間Kさんの胃がんを観察し、転移や再発がないかを注意深くチェックして、主治医としての責任を果たしてきたつもりでした。ところが私が見ていたのはKさんの胃がんだけで、Kさん本人ではなかったのです。

この症例はすぐ外科のカンファレンスで提示され、私は外科部長から厳しく指導されました。「栄養管理ができない医師は主治医になる資格はない」と言われたのをはっきり覚えています。

医師は疾患だけにとらわれずに**患者さんの体調や栄養状態など全体像を把握することが重要**です。かかりつけ医として地域医療に携わる医師ならなおさらのことだと思います。持病の薬を処方するだけでなく、体重や血圧、脈拍、処方薬、そして生活スタイルにも変化はないか、細かな観察も必要です。

たとえば診察室で患者さんを見ていると、「普段ひとりで来ていたのに今日は息子さんがつき添っているな」とか、「杖をついているな」など、いつもと違うことに気がつきます。医師がひとりひとりの全身状態を把握していれば、フレイルや認知機能の低下をいち早く察知することにもつながります。みなさんにも、ぜひそんな信頼できるかかりつけの医師をもっていただきたいと思います。

最新医学は治療より栄養優先。糖尿病でも食事を制限しない

食事療法の必要な疾患の場合、栄養管理が少々厄介です。

血圧が高ければ「塩分を控えめに」と言われ、腎臓の数値が悪ければ塩分だけでなくたんぱく質にも制限がかかります。糖尿病が進行すると、血糖値をコントロールするために厳しいカロリー制限が課せられてしまいます。

けれども最新の医学では「制限から緩和へ」に変化しつつあります。健康寿命

と食事との関係については近年研究が著しく進んでおり、食事制限による低栄養リスクがクローズアップされてきました。多くの学会で過剰な食事制限のデメリットについてさまざまな議論が交わされています。

たとえば２０１８年に心不全学会が示したガイドラインでは、**低栄養は心不全の発症リスクを高めると同時に、予後も悪化させる**と指摘されています。

とくに75歳以上の患者さんの場合、ＢＭＩが低いと心不全の予後が悪いというデータがあり、食事制限するよりもカロリーを摂取してＢＭＩを維持することが重要と考えられるようになっています。

心不全学会のガイドラインで初めて低栄養リスクが提起され、体重を維持したり、増やしたりするための栄養療法が治療の柱のひとつに位置づけられたのは画期的なことと言えるでしょう。

食事制限よりも「よく食べること」を優先させるという考え方です。

長年濃い味に慣れていた人は、減塩食にすると「味が薄すぎておいしくない」と、食が進まなくなります。すると食べる量がガクンと減るので体重や筋肉が減少し、あっという間にサルコペニアやフレイルを発症してしまいます。

また、60代から70代ぐらいになると徐々に食事の総量が減ります。自分ではしっかり食べたつもりでもそれほど多くの量はとっていないので、カロリーやたんぱく質の摂取量も少ないのです。

それなのに「減らさなくては」という思い込みで食事の量をつねに少なめにしていると、カロリーもたんぱく質も不足気味になってしまいます。65歳をすぎたら過剰に食事制限をしないようにギアチェンジするというのは、世界的なトレンドなのです。

もちろん慢性腎臓病（ＣＫＤ）でステージ３以上の患者さんには医学的管理が

必要ですが、それ以外の人は「食べること」を優先させてください。

腎臓病の治療では、たんぱく質摂取などについて明確な目安はまだ示されていませんが、制限しすぎは「悪」と考えられるようになってきました。慢性腎臓病のレベルによりますが、全体として「なるべく食べましょう」という方向にシフトしています。

緩和する際には主治医と相談する必要がありますが、そのうえでしっかり食べて栄養をとること。塩味を控えて食事の量が減っては本末転倒です。食欲が落ちている場合には、**汁物を増やすなど食べやすさを工夫して食事の量を増やし、体重増加の工夫**をします。

糖尿病でも最近は制限を緩和する方向にシフトしています。

2019年の日本糖尿病学会の「糖尿病ガイドライン」では、75歳以上の患者さんのエネルギー摂取について、栄養状態やフレイルなどをチェックして柔軟に判断することを求めています。また、重度の腎機能障害がなければじゅうぶんなたんぱく質をとることや、サルコペニアやフレイル、低栄養リスクがあれば比較的多めのエネルギー摂取が望ましいとしています。

さらに最近では、「がん患者さんが亡くなる多くの原因は低栄養」という意見の専門家もいます。進行がんで悪液質になると脂肪も筋肉も燃焼してガリガリにやせてしまいますが、それでもできるだけ体重を減らさないように食べ続けることが大事なのです。

高血圧や慢性の腎臓病なども「しっかり食べてしっかり動く」という生活の基本は変わりません。人の体は使い続けないと、あっという間に衰えてしまうからです。

治療中心の生活にするとどんどん栄養状態が悪化して、かえって症状が悪化してしまいます。持病があっても「自分のことは自分でする」という前向きで自立した気持ちをもって、生活の質を維持しましょう。

第2章
65歳からは食事制限しなくていい

肥満や血糖値を気にしない。
65歳からは食べたもの勝ち

筋肉不足でサルコペニアやフレイルになるのがいかに危険で命の問題に直結するか、ここまででおわかりいただけたでしょうか。

メタボ予防の**「過栄養対策」からフレイル予防の「低栄養対策」へのギアチェンジ**を図で表したものをご覧ください（図7）。

いままで食事のときに「カロリーオーバーにならないように」「塩分は控えめに」と、あれこれがまんしてきたと思います。65歳をすぎたら、健康を維持するのにがまんすることはありません。なんでも好きなものをしっかり食べてください。

大事なのは、体重と筋肉の維持、または増加です。

50代までは、「太らない＝健康」という考え方でかまいません。でも、65歳以

図7　メタボからフレイル対策のギアチェンジ

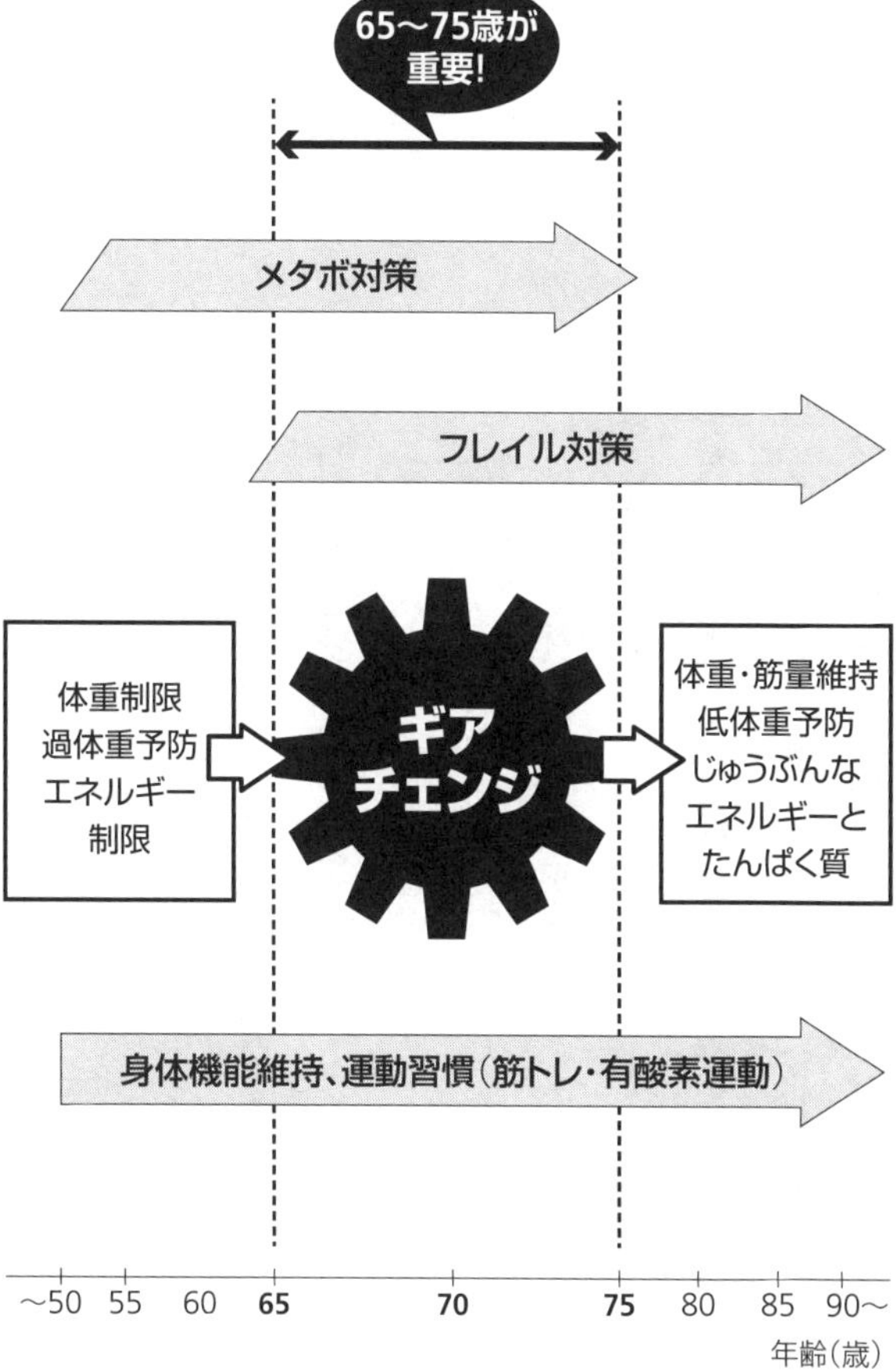

出典：吉村芳弘〝メタボ対策〞から〝フレイル対策〞へのギアチェンジ
日本医事新報（5021） 18-34, 2020.

上は真逆です。やせていることは健康リスクそのものです。

やせているとちょっとしたけがや病気が原因でフレイルやサルコペニアにおちいりやすく、いったんフレイルサイクルにはまると悪循環から抜け出せません。認知症や寝たきりになるリスクも一気に高まります。とり返しがつかない状況になる前に、食生活を根本的に見直す必要があるのです。

まず、体重を増やすためにカロリーをしっかりとる。スナックでも揚げ物でもいいのです。あっさりよりもこってり、食べたもの勝ちだと思ってください。

そして筋肉をつけるためにたんぱく質の摂取量を増やします。野菜より肉や魚ファースト。朝からステーキ大歓迎です。

肥満や血糖値を気にして**糖質制限してきた人は、まず制限を解除**します。高齢者の糖質は高めでいいというデータもあります。もう厳格な血糖管理は不要な時期なのではないか、と自分の健康状態をふり返ることが大事です。

また、塩気が少ないと食欲がわかない人は、これまでより少し多めに塩も醤油も使ってください。

みなさんの敵は低栄養です。低栄養は認知症の進行を促すとされています。絶食はもってのほか。食べないよりは食べたほうが断然いいのです。

血糖値の乱高下に注意。野菜は食事の最初に食べる

何を食べてもかまいません。ただ、血糖が乱高下しないように食べ方には気をつけましょう。血糖の乱高下も認知症リスクを高めることがわかっています。

食べ始めに甘いものを食べると血糖値が急上昇してしまいます。サラダや副菜などから食べましょう。野菜は血糖値コントロールのために食べると思ったほうがいいかもしれません。繊維質のものをよく噛んでゆっくり食べると、血糖値の

上昇を抑えることができます。

ただし、いわゆる**「ベジタブルファースト」にすると「サラダだけでお腹いっぱいになっておかずが食べられない」**という方もいます。肉や魚などのたんぱく質を優先的に食べてください。

また、食事が不規則になったり、長時間絶食したあといきなりたくさん食べたりすると、血糖値が乱高下してしまいます。食事の内容だけでなく、食習慣で、健康でいられるかどうかが左右されます。

ギアチェンジは65歳ぐらいから行うのがベストと申し上げましたが、突然変化させるのではなく、少しずつ体を慣らしていきましょう。いままで厳しく制限していた食生活を、ある日を境にガラリと変えると体に負担がかかります。

糖質制限をしていた人も、糖質を少しずつ元に戻していきます。ポンとカロリーを増やすよりも、たんぱく質を足していくことから考えるとよいでしょう。

「粗食こそ美食」はうそ。野菜の味噌汁より豚汁

まずたんぱく質。そして主食と副菜というバランスが食事のとり方の基本です。よく「30品目以上とりましょう」などと言われますが、どんなにたくさん食べてもたんぱく質がなければ筋肉はつくられません。たんぱく質を摂取することが何より重要なのです。

自分の食事を見直し、たんぱく質が含まれているかどうかをチェックしてください。「年をとったら一汁一菜でじゅうぶん」とか「粗食こそ美食」という考えは捨てましょう。人生50年の時代ならともかく、いまは100歳を超えて生きる時代です。日本人の食への考え方も時代に合わせて変えていかなくてはなりません。

ごはんと野菜の味噌汁だけでは、たんぱく質は絶対的に足りません。どうして

も食欲が出なくて一汁一菜でじゅうぶんというときにも、味噌汁の具に豆腐や肉、魚などのたんぱく質を必ず入れてください。

豚汁なら文句なし。調理が面倒なら、味噌汁に鯖缶を丸ごと入れた鯖の味噌汁なんて簡単でいいでしょう。栄養価がグンと上がります。

「たんぱく質、たんぱく質と言うけれど、ミネラルやビタミンだって不足したらいけないでしょう」

などと栄養について細かく心配する方もいますが、**たんぱく質と主食と副菜という基本の三本柱がしっかりしていれば、ミネラルやビタミンはあとから自然とついてくるもの**です。

患者さんやご家族にも「あれこれ細かく悩む暇があったら、なんでもいいからたんぱく質をとってください」と伝えています。

高齢の腎臓病患者さんは、たんぱく質制限をやめたほうがいい

60歳をすぎると、持病がゼロの人はほとんどいないでしょう。高血圧とか糖尿病、COPD、がんなどいくつか健康問題を抱えている人のほうが多いはずです。こういう状態をマルチモビディティ（多疾患併存）と言います。私たち医師は「マルモ」と呼んでいます。

高齢化が進むとともにマルモの人は増加しており、日本でも高齢者の6割以上がマルモとされています。

マルモになると診療科が複数になったり薬剤治療が難しくなったりするなどさまざまな問題が生じるため、近年世界的に医療上の課題となっています。

慢性疾患がある患者さんは全身に弱い炎症反応が起きていますが、マルモになるとさらに炎症が進みます。このため、持病のない人に比べてたんぱく質の消費

が高まり、通常より多くのたんぱく質摂取が必要となります。がんなどの悪液質の患者さんならなおさらです。

また慢性腎臓病の患者さんについては、たんぱく質摂取が腎機能の低下を促進させる恐れがあるとして、長らくたんぱく質制限が行われてきました。

けれども最近では「低たんぱく食が腎臓病の進行を遅らせる証拠はない」という研究も出ています。一方で、低たんぱく食によるサルコペニアやフレイル発症などのリスクについて関心が集まっています。

このため、低たんぱく食が腎臓病に与えるメリットと、サルコペニアやフレイルを生じるデメリットを天秤にかけたとき、高齢者ではデメリットのほうが大きいと考える専門家が増えつつあります。いまだ結論は得られていませんが、腎臓病患者さんのたんぱく質制限については全体的に緩和方向にあります。

毎食、肉・魚、豆腐、牛乳を。朝食にはステーキが理想的

たんぱく質は魚か肉、大豆食品や乳製品から、3食毎食とってください。体重1kgあたり1日1gのたんぱく質が最低でも必要です。体重60kgの人なら1日60gとらないとなりません。これを一食あたりに換算すると20gになります。

20gのたんぱく質とは、どの程度だと思いますか？　納豆1パックだとせいぜい7g弱しかたんぱく質は含まれていません。ごはんに納豆だけでは不足してしまいます。そこに鮭を一切れ食べたとしてもプラス15gぐらいのものです。さらに豆腐の味噌汁などをつけて、ようやく20gをクリアできます。結構**がんばらないと1日60gには達しない**のです（図8）。

「朝からそんなには食べられない」などと言わず、朝も昼も晩も、3食きちんととってほしいのです。

とくに朝食は最重要です。多くの人が、前日の夕食から朝食まで夜間の10～12時間程度絶食していることになります。そのため朝は低血糖になりがちです。朝の低血糖を、昼や夜に補おうとすると、血糖のバランスが崩れ、一日の血糖値が乱高下することになってしまいます。

80歳をすぎても体がしっかりしていて顔の色つやもよく、声にもはりがある方は、朝食をきちんととっています。しかも「朝からステーキを食べています」という人も珍しくありません。朝からたんぱく質をとると、一日の活力源になります。食べれば元気が出て、動くことができ、その結果として筋肉がつくのです。

牛乳や乳製品はたんぱく質強化に有効です。たとえば**汁物やおかずにスキムミルク大さじ1杯（10g）を混ぜる**方法もあります。それだけでたんぱく質3g増になります。

図8　1日にたんぱく質60gをとるためには?

＊(　)内はたんぱく質の量

	朝　食	昼　食	間　食	夕　食
主食	子ども用茶碗1杯 100g(2.5g)	子ども用茶碗1杯 100g(2.5g)	トータル 主食で7.5g	子ども用茶碗1杯 100g(2.5g)
主菜	卵1個(12g)	肉類(牛・豚・鶏) 60g(12g)	トータル 主菜で36g	魚類60g(12g)
副菜	納豆1パック(6.6g)	大豆製品もたんぱく質豊富!	トータル 副菜で10.6g	豆腐60g(4g)
デザート	ヨーグルト100g(3.6g)	乳製品を積極的にとろう!	牛乳200mL(6.6g)	トータル デザートで10.2g

↓

1日のたんぱく質の総量　64.3g

出典:熊本リハビリテーション病院栄養管理部資料より

２０２０年に発表された厚生労働省の「日本人の食事摂取基準」では、初めて高齢者のサルコペニア・フレイル予防とたんぱく質摂取の重要性を明確に指摘しました。

それによるとアメリカの研究では、たんぱく質の摂取量を20％増やすとフレイル発症率が30％下がることが予想されると言います。また、日本の65歳以上の女性を対象とした研究では、たんぱく質摂取量が１日70ｇ以上のグループは、１日63ｇ未満のグループと比べてフレイル発症率が有意に低かったとしています。

こうしたことからサルコペニアを予防するにはたんぱく質の摂取が重要であり、高齢者ほどたんぱく質必要摂取量が多くなることがわかります。

健康な高齢者に推奨される体重１kgあたりのたんぱく質摂取量は、ヨーロッパでは１・０〜１・２ｇ、アメリカでは１・０〜１・５ｇです。体重１kgあたり１日１・５ｇのたんぱく質を摂取した高齢者は、０・８ｇを摂取したグループと比べて下肢身体能力が有意に高いという報告もあります。

こうしたことを考えると、65歳以上のギアチェンジ期に入ったら、**たんぱく質は少なくとも体重1kgあたり1・0g。できれば1・5gを目安に摂取する**ことが望ましいと言えます。

胃もたれする人は、ちくわ、はんぺんがお勧め

とはいえ、誰もが朝からステーキをぺろりといけるわけではありません。高齢になるほど、消化力が落ち「肉なんて胃もたれして食べられない」と言う人もいるでしょう。

牛肉で胃もたれするなら魚や鶏のささ身、胸肉など脂肪分が少ないたんぱく質食材がお勧めです。スーパーやコンビニで売っているサラダチキンも低脂肪高た

んぱくの代表的な食材です。また、ちくわやはんぺん、かまぼこなどの練り製品はおもに白身魚が原料です。魚のように調理する手間がいらず、手軽に良質なたんぱく質が摂取できます。

最近では豆腐のたんぱく質を使ったバーや焼き肉風味の豆腐のお肉などの食材をスーパーでも見かけるようになりました。ひとパックで「たんぱく質10g」などと明記してあるので重宝です。

このような食材を冷蔵庫に常備しておき、「今日はたんぱく質が足りないな」と思ったときに、一皿加えるとよいかもしれません。

毎日ステーキとはいかなくても、ときにはすき焼きなどで脂の乗った霜降り肉を食べてほしいものです。赤身肉にはロイシンという必須アミノ酸が含まれ、筋肉の合成を高めてくれます。サルコペニアを予防するにはもってこいの食材です。赤身肉は、若いときは食べすぎるとがん発症リスクが高まると言われていますが、

65歳をすぎた人には関係ありません。食べられる人は思う存分食べてください。

卵は1日2～3個食べていい。アミノ酸スコア100のものを

たんぱく質は量だけでなく、質も大事です。良質なたんぱく質とは**アミノ酸がバランスよく含まれているたんぱく質**のことです。

アミノ酸についてはご存じの方もいらっしゃると思いますが、たんぱく質を効果的に摂取するために大事な知識なので、ここで整理しておきましょう。

アミノ酸はたんぱく質の材料となる物質です。人の体内の蛋白質は20種類のアミノ酸で構成されています。アミノ酸には人が体内で合成できないアミノ酸（必須アミノ酸）と、合成できるアミノ酸（非必須アミノ酸）があります。

20種類のアミノ酸のうち、ひとつでも不足していると体内で蛋白質をつくるこ

とができません。私たちが生き続けるには、**体内で合成できない必須アミノ酸を食品からとり続ける必要がある**のです。

　蛋白質をつくるのに必要なアミノ酸の基準値を１００としたとき、すべての必須アミノ酸が基準値１００に達していれば無駄なくアミノ酸を利用できます。これをアミノ酸スコア１００と言います。

　一方、必須アミノ酸のどれか一種類でも基準値に達していないと、ほかの必須アミノ酸を使い切ることはできません。たとえば桶いっぱいに水をくんでも、板が一枚短ければ、そこから水は流れ出てしまいます。同じようにひとつの必須アミノ酸が基準値の60％しかない場合、基準値を満たしている必須アミノ酸も60％分しか利用できず、40％分は無駄になってしまいます。つまり、必須アミノ酸利用量はもっとも少ない必須アミノ酸の割合で制限を受けるわけです（図９）。

　良質なたんぱく質とは、すべての必須アミノ酸をバランスよく含むアミノ酸ス

図9　アミノ酸の桶理論

【アミノ酸スコア100】

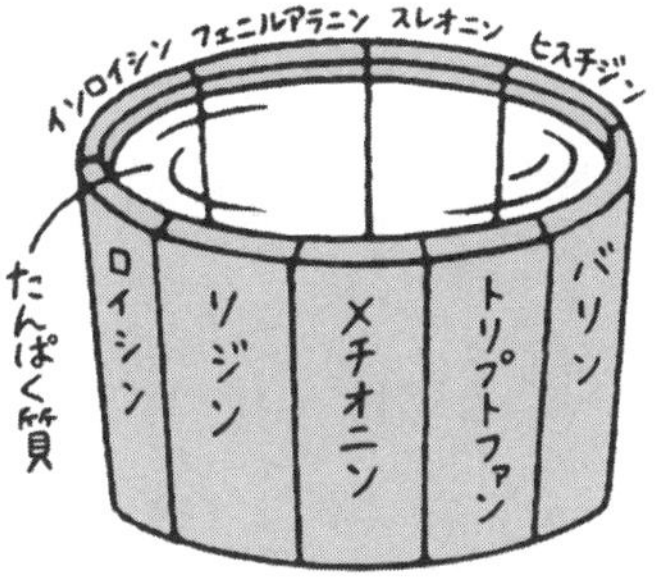

9種類の必須アミノ酸がすべて100以上だと、食材のたんぱく質を余さず体内にとりこむことができ、体内で効率よく蛋白質を合成できる。

【アノミ酸スコア60】

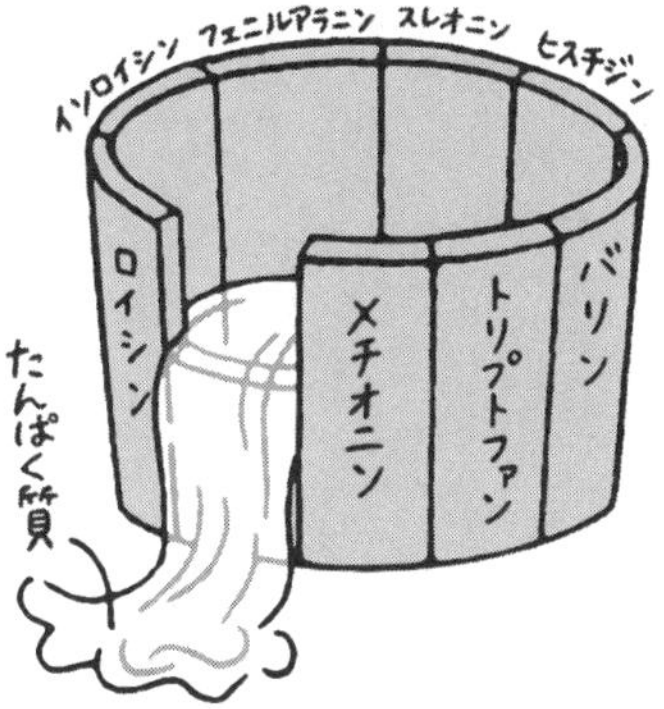

9種類のうちひとつでもアミノ酸スコアが低いと、そのスコアまでしか食材のたんぱく質を保てないため、体内での蛋白質合成の効率は落ちる。ただしほかのアミノ酸スコアの高い食品で補うことができる。

コア１００の食品です。食材には肉や魚、卵や牛乳などが含まれます（表２）。

以前、卵はコレステロールをたくさん含むのでコレステロール値が高い人は控えるようにとされていました。健康な人でも「卵は１日１個まで」など、とりすぎないよう注意されたものです。

近年は「コレステロールを含む食品を摂取したからといって、必ずしもすべての人のＬＤＬ（悪玉）コレステロール値が上昇するわけではない」という報告も多く、２０１５年の「日本人の食事摂取基準」では１日のコレステロール摂取量の目標値は撤廃されました。

現在では、脂質異常や循環器疾患などで医師に制限されていない限り、１日１〜３個程度の卵は問題ないと考えられています。卵がアミノ酸スコア１００の優等生であることを思えば、**低栄養を予防するために毎日1個と言わず、2〜3個は食べたい**ものです。

朝食に食パンを食べる人も多いと思います。主食を食パンにしたときのアミノ酸スコアをチェックしてみましょう。

まず、8枚切食パンのたんぱく質は1枚あたり約4・4gなので、食パン2枚食べるとたんぱく質量は約8・8gです。ところが食パンのアミノ酸スコアは51なので、体内で利用できるたんぱく質は8・8×0・51で約4・5gほどしかありません。食パンにはリジンという必須アミノ酸が少ないため、ほかのアミノ酸は無駄になって捨てられてしまうのです。

では食パンを1枚にして、代わりにチーズを1個食べるとどうなるでしょうか。食パン1枚とチーズ1個のたんぱく質を合計すると約8・8gになるとします。ところがチーズはアミノ酸スコア100なので、食パンとチーズを組み合わせると全体のアミノ酸スコアは71に上がります。すると体内で利用できるたんぱく質は8・8×0・71で約6・2gに改善されます。

食パンの外袋に「たんぱく質4・4g」などと表示されていると、1枚食べれば4・4gのたんぱく質を摂取できると勘違いしてしまいますが、そうではありません。このように、**たんぱく質の量が同じでもアミノ酸スコアによって体内で利用できる量が異なる**からです。

アミノ酸スコアの低い食品を食べる際には、少しでもアミノ酸スコアの高いものと組み合わせるように心がけていると、同じ食材を食べても効率よくたんぱく質を摂取することができます。

運動をするときは、高BCAA入りのサプリメントを

たんぱく質は20種類のアミノ酸から構成されていますが、それぞれのアミノ酸は異なった働きをしています。各アミノ酸の役割を知っておくと、より効率よく

表2　アミノ酸スコアが高い食品

食品	アミノ酸スコア
鶏卵	100
牛乳	100
牛肉	100
豚肉	100
鶏肉	100
あじ	100
いわし	100
さけ	100
まぐろ	100
じゃがいも	73
精白米	61
パン	44
とうもろこし	31

出典：「特定保健指導の実践的指導実施者育成プログラムの開発に関する研究」
厚生労働省より

アミノ酸を利用できるようになります。

体内でつくることのできないアミノ酸＝必須アミノ酸は、次の9種類です。イソロイシン、ロイシン、バリン、ヒスチジン、リジン、メチオニン、トリプトファン、フェニルアラニン、スレオニン。

いろいろありますが、覚えておいたほうがよいのはこのうちの3種類。アミノ酸のなかでエネルギー代謝に関わるバリン、ロイシン、イソロイシン。また、非必須アミノ酸であるアルギニンも成長ホルモンの分泌を促す重要なアミノ酸です。

バリン、ロイシン、イソロイシンの3つの必須アミノ酸はBCAA（分岐鎖アミノ酸、Branched Chain Amino Acid）と呼ばれます。分岐鎖と呼ばれるのは、この3つの分子構造が枝分かれしているためです。

ドラッグストアなどで市販されているプロテイン（たんぱく質パウダー）にはよくBCAAと表記されているものがあるので、筋トレをする人にはおなじみでしょう。

ＢＣＡＡは血液を介して筋肉に入るので、血液中にも筋肉にも存在します。筋蛋白を構成する必須アミノ酸のなかでもっとも多いのがＢＣＡＡです。

運動をすると血液内のグルコース（血糖）や脂肪が消費されますが、血液中にあるＢＣＡＡも消費されます。血糖と脂肪、ＢＣＡＡがなくなると、筋肉内のＢＣＡＡを消費し始めます。

すると筋蛋白が分解されて傷ついてしまいます。

このため、筋トレを行うときには運動時にサプリメントやドリンクでＢＣＡＡを摂取して**あらかじめ血液中のＢＣＡＡ濃度を高めておき、筋蛋白が消費されないように防ぐ**ことが大切です。

筋トレをするしないにかかわらずＢＣＡＡはとても重要なアミノ酸です。とくに近年はＢＣＡＡのサルコペニア予防効果に注目が集まっています。

たとえば食事摂取量を１日１００キロカロリー多く摂取すると、サルコペニアの予防効果が３・９％あるとされます。たんぱく質を10ｇ多くとった場合には、予防効果は６・８％とされます。ところがＢＣＡＡを１ｇ多く摂取しただけで、たんぱく質を10ｇ増やしたときと同等またはそれ以上の効果があると言います。

ＢＣＡＡはアミノ酸なので、たんぱく質が食事で摂取されるよりも素早く体に吸収されます。慢性腎臓病などでたんぱく質の制限を受けている人は、ＢＣＡＡを摂取すればたんぱく質の摂取量を増やさずにサルコペニアを予防することもできます。

ＢＣＡＡパウダーは、各社さまざまなものが市販されていますが、含有率が低いものは効果が半減してしまいます。できるだけＢＣＡＡの含有率の高いものを選ぶようにしましょう。

注目のアミノ酸「ロイシン」。牛乳、赤身肉を積極的にとる

ＢＣＡＡのなかでもとくにいま、注目されているのがロイシンです。ロイシンには筋蛋白の合成を刺激する作用があり、高濃度ロイシンがサルコペニアの予防に効果的だとみられています。日本でも、すでに脳卒中のガイドラインでロイシンの有効性が認められており、外来治療などで採用されています。

とくに**ロイシンの効果を高めるのが、起立着座運動（Ｐ67）などの筋肉に負荷をかけるレジスタンス運動と併用する方法**です。

私たちの病院で行った研究では、回復期の脳卒中の患者さんに高濃度ロイシンを含んだ栄養剤を2か月間摂取してもらうと同時に、120回の起立着座運動を1日2セット行ってもらいました。

すると、同じ運動を行ったロイシンなしのグループに比べてロイシンありのグ

ループは日常の身体活動が有意に改善され、筋肉量や握力が増加したのです。

たんぱく質の摂取量を増やさなくても、高濃度ロイシンを少量含んだ栄養剤を摂取するだけで効果が得られたことはとても大きな意義があります。たんぱく質の制限が必要な慢性腎臓病の方にも適用が可能になるからです。

また健康な人でも、ロイシンはサプリで市販されています。ただやみくもにカロリーとたんぱく質を増やすのではなく、ほんの少しロイシンのとり方を工夫するだけで効率よく筋肉を増やすことができるでしょう。

最近ではこのように、新たな医学的知見がいろいろと明らかになってきています。こうした最先端の研究が医療の現場だけでなく、一般の方の生活に活かされて効果的な健康法につながることを期待しています。

ただし、もちろんロイシンだけを増やしても、ほかのアミノ酸が足りないと効果は落ちてしまいます。必須アミノ酸をバランスよくとるためにも、普段の食事には気をつけてください。

アミノ酸スコア100の食品のうち、**もっとも手軽にとれるのは牛乳**だと思います。ぜひ毎日飲んでください。

また、牛肉などの赤身肉もたくさん食べてください。赤身肉については、「脂が多い」「がんのリスクが上がる」と指摘する専門家もいますが、ここでも利益と不利益を総合的に考えてみてほしいのです。65歳を超えたらあまり気にしすぎないで、たんぱく質をとり筋肉をつくっていくほうがよりよいでしょう。

夜中にお腹がすいたら、お菓子を食べるのもいい

「夕食をしっかり食べているのに、なぜか夜中にお腹がすくんです」と言う人がいます。これにはいくつかの理由が考えられます。

まず、加齢とともに一度に食べられる量が減ってくるということです。食べているつもりでも、65歳をすぎると量が減るため、遅くまで起きていたり寝つけなかったりすると、当然空腹を感じるようになります。

また、病気がなくても血糖値は1日のあいだで上下します。食後、時間がたつと血糖値が下がってくるため、夜中にお腹が減ったと感じることもあります。

65歳をすぎたら、**お腹がすいたらがまんせずに食べればいい**のです。

空腹をがまんしていて低血糖になるほうが危険です。お菓子でもスナック類でもかまいません。エネルギーバーのような栄養補助食品を手元に用意しておくと安心です。

ただ、気をつけなければならないケースもあります。どうしようもないぐらいお腹がすいたと感じるときには、肝硬変の疑いがあるためです。

肝臓は血液中のグルコース（血糖）を消費してエネルギーをつくりますが、グルコースが尽きると肝臓に蓄えられたグリコーゲンを使います。ところが肝硬変になってしまうと、肝臓にグリコーゲンを蓄えることができなくなります。このため急にお腹がすいてどうしようもなくなることがあるのです。

肝硬変の患者さんは、晩御飯を食べて8〜10時間ぐらいたつと、普通の人が3日ぐらい絶食したような状態になります。自分ではしっかり食べているつもりでも体はやせ細っていってしまうのです。

このような方には、「夜寝る前に食事をするとか、朝起きたらすぐに何かお腹に入れるなどしてください」と、アドバイスします。もちろん栄養補助食品を常備しておくのもお勧めです。

「最近、変な時間に空腹を感じる」という人は、一度受診して肝臓を調べてもらうといいかもしれません。

高麗人参、ローヤルゼリーより、牛乳にプロテインパウダーがお勧め

「食事がなかなかとれないから、最近はサプリで補充しています」と言う人がいます。サプリメントをとることは悪いことではありませんが、栄養的にはまったく足らないでしょう。「1日に必要なビタミン・ミネラル」などと書かれていると、それを飲んだだけで安心してしまいますが、食事代わりにはなりません。あくまでサプリは栄養補助食品。サポートの役割しかありません。まして、「サプリだけでお腹がいっぱいになっちゃって」では、本末転倒です。

また「膝が痛いから、膝の軟骨をつくるサプリを飲んでいます」と言う人も多いのですが、軟骨をつくるサプリをとっても、成分が膝のところだけに行くわけではないのです。膝の痛みだけにそれほど効果が出るとは思えません。それなら**食事をきちんととって、プロテインパウダーで補充するほうがいいでしょう。**

朝、食欲がわかないときは、プロテインパウダーと牛乳でドリンクをつくって飲むのもいいと思います。もちろん野菜ジュースでもいいのですが、やせている人はできるだけカロリーの高いものを飲んでください。

たとえばバナナやにんじんと牛乳をミキサーにかけるときに、プロテインパウダーを加えてしまえばいいのです。できることから簡単にやっていきましょう。

抗酸化物質とかポリフェノール、ビタミンEなど必要とされる栄養素を考え出せばキリがありませんが、基本はたんぱく質です。抗酸化物質ならワインやお茶でもとることができます。

「滋養強壮のため」とうたっている高麗人参とかローヤルゼリーなどは飲む必要はありません。たんぱく質をとらずにどれだけサプリメントを飲んでも意味がないからです。たんぱく質中心で3食とっていれば、それで栄養が足りなくなることは、まずありません。

塩も醤油も使っていい。食欲が増すなら晩酌もOK

血圧は年齢とともに上がっていきます。塩分のとりすぎは血圧上昇の原因になるので、多くの人は減塩を心がけるようになります。また、腎臓は塩分を排出する役割を担っているので、過剰な塩分摂取は腎臓に負担をかけます。このため腎臓病になると塩分制限が必要になります。

こうしたことから、最近は食品や調味料に「減塩」の文字が目立つようになりました。もちろん、これは悪いことではありません。高血圧や慢性腎臓病の人はできるだけ塩分摂取を抑えたほうがよいでしょう。

けれども、体力の衰えを感じ始める65歳以上の人について一律に塩分制限食を課すことには疑問もあります。一般に60代から70代ぐらいになると食事の量は減るので、同じ濃さの料理を食べ続けていても、自然に塩分摂取量は減っていきます。また、いままで普通の食事をしていたのに**いきなり減塩食にすると、「味が薄い」と言って食欲が出ず、食事の量がますます減ってしまう**ことがあります。

10代や20代の頃のように、たっぷりソースをかけたトンカツや塩味のきいた唐揚げをお腹いっぱい食べ続けられる方ならいざ知らず、必要量ギリギリの食事をしながらの減塩食はあまり意味がありません。

高血圧や慢性腎臓病のステージ3以上でなければ、塩分を敵視するより「おいしいものをたくさん食べる」ことを優先させましょう。味がわからないと言って食べないより、濃い味つけでも食べたほうがいいでしょう。食べられなくて体重が減ることだけは避けてください。

たんぱく質も塩分も、医学的にはさまざまな議論がなされていますが、大きな流れは緩和方向です。持病がある人でも「自分は病人だ」と思い込んで食事を制限していると、ますます病気が悪化してフレイルサイクルにはまってしまいます。

また飲酒についても、断酒は不要です。

「父がお酒をやめないので健康が心配なんです」とご家族に相談されることもありますが、適度な飲酒はむしろ体調をよくする可能性があります。お酒が好きな人にとって、禁酒ほどつらいものはありません。ストレスが溜まるぐらいなら、いままで通り飲んだほうがいいのです。家族や友だちとの会話も盛り上がります。それでさらに食が進むなら大歓迎です。

もちろん、ろくに**食事もせずにお酒ばかり飲んでいて体重が減るのはＮＧ**です。また、眠れないからといって寝る前にお酒を睡眠薬代わりにするのは避けてください。寝酒をすると、たとえすぐに眠れてもアルコールの代謝の影響で深夜に目覚めてしまったり、眠りが浅くなってしまったりして眠りの質が悪くなります。利尿効果でトイレに起きてしまうという弊害もあります。

水はたくさん飲む。スープやスポーツドリンクなど飲みやすいものを

基本的に水分は控えるべきではありません。

「外出先でトイレに行きたくないので水分を控える」という声をよく聞きますが、頻尿が気になる人も、水分はしっかりとり続けてください。

一般的に1日の正常な排尿回数は4〜7回程度で、8回以上になると頻尿とされます。もちろん、一晩でビールのジョッキを何杯も空けたり、寒いところに長くいたりすれば排尿の回数は増えます。

また、若い人でも緊張する場面では何度もトイレを往復するという人もいます。8回以上排尿したからといって必ずしも問題があるわけではありません。

ただ、とくに理由もないのに頻尿が続くようなら病気が隠れている場合もあります。もっとも多い原因は、男性なら前立腺肥大症、女性なら自律神経の問題、

次に尿路感染症や膀胱炎です。いずれも泌尿器科に行けば薬で治すことができます。また、糖尿病や腎機能低下が原因の頻尿もあります。

頻尿で薬物治療などを行っている最中でも、しっかり水分はとるべきです。水分が足りないと、体内の電解質のバランスが崩れて脱水症状におちいります。

とくに**夏になると熱中症で救急搬送される人が増えますが、脱水症状はとても危険**です。初期にはめまいやふらつき、だるさを感じ、重症化すると意識障害を引き起こすことさえあります。もちろん心不全などで医師から指示されている人は別ですが、それ以外の人は水分摂取を心がけてください。

よく「お茶やコーヒーは利尿効果があるから、純粋な水のほうがいい」とも言われます。しかし、それもあまりこだわる必要はありません。好きなものを飲んで、出たらまた飲めばよいのです。

水をこまめに飲むのがたいへんなら、食事にスープや味噌汁などの汁物をとり入れましょう。スポーツドリンクもお勧めです。若い人の場合は、糖分をたくさんとりすぎてしまう恐れがあるので、控えるように言われます。しかし、65歳をすぎたらエネルギー補給に有効です。血糖値に異常がないのなら、飲んでもかまいません（飲みすぎるとお腹が緩くなったり下痢したりする人は避けましょう）。

ファミレスではパスタより、ハンバーグ定食を選ぶ

活動的で健康な高齢者は、ファミレスが大好きです。友だちとの井戸端会議に利用しているグループをよく見かけます。

ファミレスにはメニューにカロリーが表示されている店も多く、「これはカロリーが高いからやめておこうかしら」などと楽しそうにメニュー選びをしている声も聞こえてきます。ヘルシー志向の方は「なるべくカロリーの低いもの」とい

う考えが働いているかもしれませんが、迷わず「カロリーが高いもの」を選びましょう。

もちろん糖質だけでなく、たんぱく質を含む高カロリーメニューがお勧めです。パスタを頼むなら、肉、魚とのセット物を選んでください。ハンバーグ定食、焼き魚定食、揚げ物、ステーキやローストビーフも、ごはんと味噌汁、パンとスープ、そしてサラダをつけて、ぜひもりもり食べてください。

パスタにもたんぱく質は含まれていますが、アミノ酸スコアが40程度しかありません。パスタソースは具が多めのものを選びます。トマトソースだけのポモドーロより、肉がゴロゴロ入ったボロネーゼを。シンプルなペペロンチーノより、ベーコンや卵が入ったカルボナーラを。しめじのパスタなら、イカと明太子のほうが、よりアミノ酸スコアが高くなります。

また、ファミレスは普段とれない食材をとるチャンスにもなります。家で魚を煮たり焼いたりするのが面倒なら、**外食のときこそ、さんまや鯖などの青背の魚を積極的に食べる**ようにしましょう。脳の働きによいとされるDHAやEPAといったよい油分をとることができます。

食事は雰囲気や環境が大切です。誰かと外で食べると自分でも驚くほど食が進むものです。ぜひ楽しい食事をたっぷり味わってください。

果物は朝のデザートで食べるのがもっとも効果的

果物はカロリーも高くビタミンも豊富。ぜひ毎日何かしらの果物をとってください。「朝の果物は金」と言われるように、果物は朝食に食べるのが理想的です。果物には果糖やブドウ糖がたくさん含まれ、素早く体に吸収されてエネルギー源となります。とくにブドウ糖は脳のエネルギー源です。一日の始まりに補給することが重要なのです。

ただし、**空腹時に果物を食べると血糖値が急上昇**してしまいます。また、お腹がいっぱいになりほかのものが食べられなくなってしまいます。朝食後のデザートとしてとるのがベストです。

「昼の果物は銀、夜の果物は銅」とも言われます。夜に糖分をとってカロリーが消費されないまま寝てしまうと、太ってしまいます。若い人には銀と銅ですが、高齢者になれば、いつ食べても果物は「金」です。

注意が必要なのは薬とののみ合わせです。服用している薬によっては、果物が薬の効果に影響を及ぼすこともあります。

たとえば、グレープフルーツの成分は、高血圧や不眠、免疫抑制、高脂血症の薬とのみ合わせると、薬が効きづらくなります。

パイナップルやバナナも、うつ病やパーキンソン病で使われるＭＡＯ阻害薬とののみ合わせが禁忌です。果物をジュースにしてとるのはよいのですが、これらの成分の入ったジュース類で薬をのむのは避けてください（薬は水や白湯で服用するのが基本です）。

一さじのえごま油や亜麻仁油が体内の炎症を抑える

食事量を増やしてカロリーをとるのが難しい場合は、油を上手に使ってみるといいでしょう。最近はさまざまな食用油が市販されています。

油の重要な成分には飽和脂肪酸と不飽和脂肪酸があります。飽和脂肪酸はおもに動物の脂肪に含まれます。豚肉の脂肪からつくるラードも飽和脂肪酸です。不飽和脂肪酸は、おもに植物や魚からつくる油に含まれています。

さらに不飽和脂肪酸には一価不飽和脂肪酸と多価不飽和脂肪酸があります。

●一価不飽和脂肪酸

オメガ9系と呼ばれ、おもにオレイン酸です。オレイン酸を多く含む油はオリーブオイル、キャノーラ油、なたね油などです。

オメガ9系の油には血液中のLDL（悪玉）コレステロールを下げる働きがあります。

●多価不飽和脂肪酸

オメガ3系とオメガ6系があります。オメガ3系はα-リノレン酸、DHA、EPAがあります。オメガ6系はリノール酸です。多価不飽和脂肪酸はいずれも体内ではつくれず、食事などで補う必要があるので必須脂肪酸と呼ばれます。

オメガ3系は、魚油やえごま油、亜麻仁油から摂取できます。オメガ6系は大豆油、ごま油、綿実油、コーン油、紅花油など。一般に揚げ物や炒め物をするときに広く使われています。

オメガ６系は白血球を活性化して病原菌と闘う役割を担っているのに対して、オメガ３は白血球を抑制して炎症を抑える役割があります。このように正反対の働きをするため、両方のバランスを上手に保つことが健康のカギとされます。

ただ、現代人はオメガ６系を過剰に摂取しているとされており、**バランスを保つにはオメガ３系を意識的にとることが必要**だと考えられています。

このため、最近ではＤＨＡやＥＰＡのサプリメントのほか、えごま油や亜麻仁油なども各メーカーから販売されています。

油の種類が気になる場合には、こうした油を少し補ってみるのもよいでしょう。ただしえごま油や亜麻仁油は揚げ物などの加熱調理には向きません。サラダや納豆などにかけて、毎日一さじを目安に摂取するとよいとされています。

ココナッツオイルでエネルギー不足を解消する

ここまで説明してきた油は長鎖脂肪酸という種類の脂肪酸を多く含む油です。

一方、中鎖脂肪酸を多く含む油にも最近注目が集まっています。

みなさんは、スーパーなどでココナッツオイルやＭＣＴオイルなどの商品を見かけたことはないでしょうか。ＭＣＴ（Medium Chain Triglyceride）オイルは中鎖脂肪酸１００％のオイルのことです。ココナッツオイルは商品にもよりますが、中鎖脂肪酸が60％程度含まれています。

中鎖脂肪酸はとくに新しいものではありません。医療現場では以前から低栄養の患者さんなどの栄養補助に用いられてきました。最近は美容や健康意識の高まりで一般の消費者にも注目されるようになり、さまざまな商品が出てきているようです。

では、なぜ中鎖脂肪酸が医療現場で長く使われてきたのか、少し専門的な観点で説明しましょう。

中鎖脂肪酸とは、長鎖脂肪酸の半分ぐらいの長さの分子構造をもつ脂肪酸です。長鎖脂肪酸はリンパ管や静脈を経由して肝臓や筋肉に運ばれますが、中鎖脂肪酸はリンパ管を通らずに直接肝臓に運ばれます。このため体内に入ると速やかに吸収されてエネルギーになります。

体に負担をかけずにエネルギーを得られるので、手術後の患者さんや未熟児、摂食障害、腎臓病、糖尿病、サルコペニアなど低栄養になりやすい患者さんの栄養補給に利用されているのです。

また近年、**中鎖脂肪酸はアルツハイマー病にも有効ではないかという研究**も進んでいます。

アルツハイマー病になるとブドウ糖をエネルギー源として利用できなくなるこ

とが知られています。その代わりになるのがケトン体という物質です。中鎖脂肪酸はケトン体に変換されやすく、脳でエネルギーを生成してアルツハイマーの予防や改善に効果的だと考えられているのです。

興味がある方は、スーパーなどの棚に並んでいるココナッツオイルやMCTオイルを試してみるといいかもしれません。

ただし、MCTオイルはえごま油などと同様に加熱調理には適しません。ココナッツオイルは揚げ物には使えませんが、炒め物には使えます。加熱せずにコーヒーや味噌汁にそのまま足すこともできます。

熊本リハビリテーション病院（URL https://kumareha.net）では、**MCTのオイル、パウダー、たんぱく質のパウダーを混ぜて二度炊きのライスに加えたもの**を主食として「熊リハ　パワーライス®」と名づけて提供しています（図10）。

図10　「熊リハ パワーライス®」のつくり方

1日3膳食べるだけで……

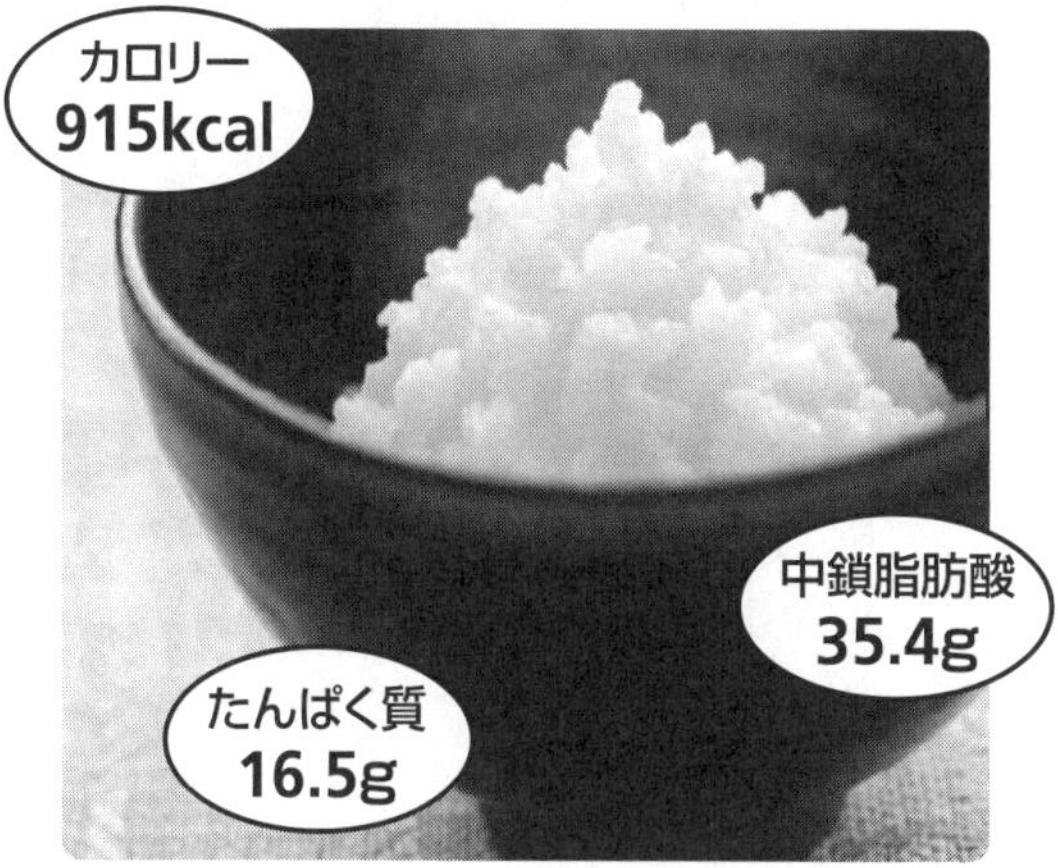

「熊リハ パワーライス®」は、白米の糖質だけに頼らずにエネルギー（カロリー）をとることができ、風味や食感を損なわずに中鎖脂肪酸やたんぱく質まで補給できる。少ない食事量でエネルギー&栄養を補給したいときにお勧め。

●材料

二度炊きごはん（軟飯）………………150g（精米換算100g）
MCT（中鎖脂肪酸）パウダー………1.5g（小さじ1.5）
MCT（中鎖脂肪酸）オイル…………12g（大さじ1弱）
プロテインパウダー…………………3.3g（小さじ2）

●つくり方

1　MCTオイルとMCTパウダー、プロテインパウダーをよく混ぜておく。
2　二度炊きごはんに、**1**をまんべんなく混ぜる。

出典：熊本リハビリテーション病院栄養管理部作成資料より

脳卒中回復期の患者さん２０４人を対象とした研究では、熊リハ パワーライス®の食事管理を行った患者さんのグループは、ほかのグループに比べて体重と骨格筋量が有意に増加しました。日常生活の機能が早期に改善し、入院期間が短縮されたことがわかっています。

ＭＣＴは無味無臭なので、加えても味は変わりません。ボリュームもほぼ同じなので、食欲が低下した患者さんも食べ切ることができます。

従来使われてきたグルコース中心の栄養補助食品だと体に負担がかかるため、慢性腎臓病や糖尿病の患者さんには慎重にならざるを得ませんでした。ＭＣＴは体への負担が少なく安心して利用できます。また、**エネルギーとして即効性があり効率も高いという利点**もあります。

熊リハ パワーライス®は、ＭＣＴオイルなどをごはんに混ぜるだけなので、自宅でも簡単につくれます。興味のある方は、ぜひ試してみてください。

食べるだけではダメ。

「プチ筋トレ」でラクして太る

白の筋肉で体を支え、赤の筋肉で体を動かす

サルコペニアの予防や改善には、筋肉量を増やすことが大事です。でも、カロリーとたんぱく質をとり、食生活に気をつけたことで、体重を増やすことはできても筋肉をつけることはできません。やはり筋肉をつけるには運動が必要です。

「それならウォーキングをしているから大丈夫！」と思う人もいるでしょう。

たしかにウォーキングも運動ですが、それで筋肉は大きくなりません。

筋肉をつけるために効果的な運動を知る前に、まず筋肉について正しく理解しておく必要があります。

筋肉には、白筋（速筋）と赤筋（遅筋）の２種類があります。

白筋は瞬発力を必要とするとき用いられる筋肉です。素早く力が入り、強い力を発揮しますが、持続力はなくすぐに疲れてしまいます。たとえばバーベルを持ち上げたり１００メートルを全力疾走したりするときは、白筋が必要です。

白筋はまた抗重力筋とも呼ばれ、重力に抗う筋肉です。体がバランスを崩さないように体幹を支える役割があります。白筋が衰えると体を支えきれずに転倒して骨折することがあります。サルコペニアでは、おもにこの白筋が衰えます。

白筋が衰える最大の理由は加齢です。

一方赤筋は、長く運動することに特化した筋肉です。瞬間的に強い力は発揮できませんが、ゆっくりと力が入り、持久力があり疲れにくいのが特徴です。マラソンランナーは赤筋が発達しています。

赤筋の衰えもサルコペニアを引き起こしますが、赤筋が衰えるおもな原因は加齢ではなく低活動や低栄養、病気などです。

たとえば病気などで入院している人は低栄養、低活動になりがちです。そのため、赤筋が優先的に落ちていき体力がなくなります。とくに心不全やCOPDなど慢性の臓器不全がある人は、赤筋が落ちやすくなります。

病気が治って退院するとき、ほとんどの人は赤筋が落ちて体力がありません。白筋があればなんとか動くことはできますが、赤筋がないので持続力がなく、すぐに疲れてしまうのです。

ウォーキングで白筋は増えない。65歳からはプチ筋トレ

加齢で衰えた白筋は、ウォーキングのような有酸素運動では鍛えられません。「1日1万歩を目標に歩こう」は白筋には効き目がないのです。

効果的なのは筋トレです。とは言っても、ボディビルダーのようなトレーニングが必要というわけではありません。たとえば、前述の立ったり座ったりする「起立着座運動（P67）」のようなプチ筋トレだけで、白筋はじゅうぶん鍛えられるのです。

プチ筋トレのコツは、「ちょっときついな」程度の負荷の運動量を1セットとし、1分程度の休憩をはさんでもう1セットくり返すことです。慣れてきたら少しずつ負荷を増やしていきます。

最近の研究では、低負荷でも疲れるまでしっかり行うと、白筋が鍛えられる

ことがわかっています。

また、筋トレの王道は、必ずたんぱく質を摂取することです。たんぱく質が足りないと筋トレで筋肉を傷めてしまいますから気をつけてください。

一方、持久力をつけて長い距離を歩けるようになりたいときは、赤筋を鍛えることです。それにはウォーキングやサイクリングなどの有酸素運動が効果的です。ポイントは、軽い負荷の運動で回数を多くすること。「足が重いな」と感じたら短い休憩をとり、疲れを感じない程度の負荷で3セットぐらい行うのが効果的です。

65歳をすぎると多くの方は慢性疾患があるので、赤筋も衰えやすくなります。筋トレとウォーキングを組み合わせて白筋と赤筋の両方を鍛えるのがもっとも効果的でしょう。筋トレをしていると、「息を止めるような運動は体に悪いよ」「そろそろウォーキングぐらいにしたら」などと周囲から心配されたりするものですが、こうした認識は誤りです。高齢者こそ日常生活に筋トレをとり入れましょう。

ウォーキングのような有酸素運動だけでは体重が減り、白筋は衰える一方です。転んで大腿骨を骨折し、寝たきりになる人がたくさんいます。ウォーキングだけでは鍛えられない筋肉があることを覚えておいてください。

現代人は足の筋肉を10％しか使っていない

筋量を維持するためには、自分の筋力の最低30％程度を発揮することが必要とされています。

ところが現代人は、腕は20％、足は10％しか使っていないというデータがあります。私たちがいかに筋肉を使わず楽な生活をしているかがわかるでしょう。

現代の文明社会で生きている限り、筋力はどんどん衰えていくのです。

便利な暮らしを享受しながら筋肉を増やすには、ほんの少しの意識の転換が必要になります。

たとえば、目の前にエレベーターがあっても使わずに階段を上るとか、隙間時間に起立着座運動やスクワットをするとか。1回の動作はきつくなくても、くり返すうちに筋肉に負荷がかかります。意識するかしないかで、筋肉量には大きな差がついていきます。

とくに起立着座運動は短期間に効果が実感できるので、全国のリハビリ施設で広まりつつあります。特別な道具も不要でお金もかかりません。ぜひ今日から始めてください。

第3章　「食べたくても食べられない」を解決する

「おっくう」な気持ちが、フレイルの始まり

「あんなに台所に立つのが好きだった母が、最近は面倒くさがってまともに料理をつくらないんです」

ご家族からこんな相談を受けることがあります。

ご本人も、「なんだか、もう何をするのもおっくうで」などと、少々投げやりな口調で呟いたりしています。とくにコロナ禍で外出の機会が減ってから、「おっくう」「面倒くさい」という言葉を聞くことが増えました。

家で過ごす時間が長くなってくると、だんだん出かけるのがおっくうになってきます。以前は毎日のように外出して人とおしゃべりしていたのに、身だしなみを整えて外出することが面倒になってくるのです。

おっくうは、**年だからと笑って済まされない、じつに厄介な問題**です。

おっくうが続くとどうなるでしょう？　おっくうで食べない人は、ますます食べられなくなります。おっくうで動かない人はますます動かなくなります。おっくうから筋力低下や低栄養が起こります。

さらに、閉じこもりがちで人とつきあわなくなると、ますます人づきあいがおっくうになり、もう人とつきあえなくなっていきます。こうなると社会的フレイルが進んでしまいます。

おっくうによって、人はフレイルスパイラルにおちいる危険が高まります。

「おっくう」と言う人のほとんどは、「何がおっくうなのか」を考えるのも面倒くさい様子です。考える気力もわいてこないのです。けれども、そのまま放っておくとフレイルスパイラルから抜け出せません。

まず、何がおっくうなのかを考えてみることです。衣食住のなかからおっくうなことを挙げていきましょう。

料理をするのがおっくうなのか、食べるのがおっくうなのか。外出して人と会うのがおっくうなのか。それとも洗濯や掃除、ゴミ出しなどの家事がおっくうなのか。いままで無理なく行っていた家事が「おっくう」と感じられるようになってきたら、いまの生活をふり返ります。

なんとなくいつも疲れていて「台所に立つのも面倒くさい」「食事をするのもしんどい」と感じているとしたら、生活全体のパターンを見直す必要があるかもしれません。

料理のこだわりを捨て、コンビニ総菜や缶詰を使う

「おっくう」のなかでももっとも多いのが「料理をするのがおっくう」というケ

ースです。何十年も台所に立って家族全員の食事を調理してきた方でも、体力が落ちると料理だってつらい労働に感じられます。献立と手順を考えて買い物に行き、重たい鍋を握って料理して、食器や調理器具を洗って片づけるまで。考えてみれば、料理は脳と体を駆使する重労働なのです。

子どもが巣立って夫婦ふたりだけになったり、連れ合いが亡くなってひとり暮らしになったりすると、**料理が面倒になってくるもの**です。

日本にはいまだに家庭料理についての固定観念があります。

ひところ、スーパーでポテトサラダを買おうとした母親が、年配の男性に「母親ならポテトサラダぐらい自分でつくれよ」と言われたということがSNSで話題になりました。いまだに「料理は家でつくるもの」と思っている人が、とくにご年配者にたくさん見受けられます。

このため、長年家族のために手料理をつくり続けてきた女性は、店で買ったお惣菜だけで食事を済ますことに抵抗を感じるのかもしれません。

料理がおっくうなときは、そんな固定観念をいったん脇に置き、「食べられるもの」を食べましょう。「つくるのがおっくうだから食べない」というのがもっともよくありません。

スーパーでもコンビニでも、あるものを買ってきて食べればいいのです。食べられるだけで合格だと思うようにしましょう。

「こうでなければならない」「こうしなくちゃ」と決めていると、体力や気力が足りないときに体が動かなくなってしまいます。おっくうになったときは**自分の決めたことに縛られず、「おっくうでないこと」を優先すればいい**のです。

たとえば食事に関して大事なのは「高カロリーでたんぱく質がしっかり入っているものを食べること」です。スーパーやコンビニのお惣菜、ファストフードやラーメンでも手頃なエネルギー源になります。出かけるのがおっくうなら、普段の食事にデリバリーも使いましょう。

おっくうになったときのために、買い置きしておくことも大切です。ツナ缶や鯖缶などの缶詰、練り物やちくわなどを一品添えるだけでもたんぱく質はアップします。

野菜は大事ですが、「毎日新鮮な野菜をきちんと食べなくちゃ」などと几帳面に考えることはありません。

たんぱく質とカロリーさえとれていれば大丈夫です。

「新鮮なものでなくちゃ」などとこだわらず、手近なもので間に合わせましょう。特売のときにキャベツをひと玉買って、何日かかけて使えばよいのです。ざく切りにして冷凍しておけば、炒め物やスープに重宝します。市販の冷凍食品を常備してもよいでしょう。

時間をかけて食べてもいい。家族は急かしてはいけない

年をとるにつれて、誰でも動作はゆっくりになります。80歳ぐらいをすぎると、ほんの少しの食事を何時間もかけて食べているような方も見られます。

「お昼すぎに見に行ったら、まだ朝ごはんを食べているんですよ」

「トースト1枚食べるのに1時間かかるんです」

など、ご家族が困ったように話されることもあります。

食べるのに時間がかかっても、ご本人がしっかり楽しみながら食べているのならかまいません。それで外出できなくなったり、日常生活に支障が出たりすることがなければ問題ないでしょう。ひとつひとつの**動作が遅くなるので、ご本人はそんなに時間をかけているつもりはない**のかもしれません。

ただし食べる量が減って体重が減少している場合は、何か病気が隠れていない

かをチェックする必要があります。

また、歩くスピードが遅くなっているとか、ペットボトルの蓋が開けられない、5kg程度のものが持てないなどフレイルの症状が出ていればしっかり対応しなくてはなりません。

もし食が進まないのなら、食材にひと手間かけてみましょう。たんぱく質のパウダーや中鎖脂肪酸のMCTパウダー、オイルをごはんや味噌汁に混ぜれば、少量でも高カロリー高たんぱくになります（P129）。

ある程度フレイルが進んでしまうと、元に戻すのが難しくなります。周囲の方は動作が遅いことにイライラするかもしれませんが、急かしたりせずご本人のペースを尊重してほしいと思います。無理のないリズムで生活を楽しむというのもひとつの考え方と言えるでしょう。

虫歯や合わない入れ歯を放っておくと将来寝たきりに

MEALS《ミールズ》 ON《オン》 WHEELS《ウィールズ》という言葉があります。直訳すると「車輪の上に乗った食事」という意味で、療養者や高齢者向けの食事の宅配サービスのことを意味します。

この言葉を頭文字に使った高齢者の食欲低下の分析ツールがあります（表３）。食欲低下の要因には薬や精神的疾患などさまざまなものがありますが、ひとつでも問題があると「食事がおっくう」になってしまいます。食べるということが、たんに消化機能だけの問題ではないとわかっていただけると思います。

なかでも近年注目されているのが、**入れ歯や虫歯、嚥下障害など口腔に関わる問題**です。

１９８９年（平成元年）に当時の厚生省と日本歯科医師会が推進した８０２０

表3　高齢者の食欲低下の分析～MEALS ON WHEELS

口腔に関する問題 → S, O, E

M	Medication	薬剤
E	Emotional	とくにうつ病
A	Alcoholism, Abuse, Anorexia	アルコール依存、拒食症など
L	Late life paranoia	老年期妄想
S	Swallowing problems	嚥下障害
O	Oral problems	義歯不適合、虫歯、口内炎
N	Nosocomial infections, No money	院内感染、金欠
W	Wandering	認知症など行動異常
H	Hypothyroidism, Hyperglycemia	甲状腺機能低下症、高血糖
E	Enteral problems	吸収障害など
E	Eating problems	自分で食べられない
L	Low salt, Low cholesterol	カロリー不足など
S	Stones, Shopping problems, Social Problems, Isolation	胆石、買い物の問題、社会的問題、孤立・孤独など

出典：Baghurst KI. Meals-on-wheels--potential for an expanded role in the community care of elderly and disabled persons. Med J Aust. 1989; 150:171-173

運動をご存じでしょうか。

80歳になっても自分の歯を20本保ちましょうというキャンペーンです。当時は８０２０をクリアしている方は日本人の人口の数%しかいませんでしたが、２０１７年には52%の人が達成しています。80歳をすぎても半数以上の方が自分の歯で食べているということはとても大きな進歩だと思います。

現在は**８０２０運動をさらに発展させた形で、口腔衛生にオーラルフレイルという考え方**が加わっています。オーラルフレイルとは「口腔の虚弱」つまり口の機能や食べる機能が衰えることを意味します。

オーラルフレイルの進行を防ぐには、口に関するちょっとした衰えも早めに見つけてケアすることが欠かせません。普段軟らかいものばかり食べていると、固いものが食べられなくなっているのに気がつかないので注意が必要です。滑舌が悪くなったり食べこぼしが増えたりするのも口の機能低下によるものです。

前述のMEALS ON WHEELSのうちS（Swallowing problems）は、嚥下障害です。40歳をすぎた頃から全身の筋肉が衰えるとともに喉の筋肉も衰えるので、ゴホゴホとむせる人が多くなることは先にお話しした通りです。全身のフレイルの兆候がオーラルフレイルにも関連するのです。

O（Oral problems）は、入れ歯や虫歯など口腔内の問題です。「入れ歯が合わない」というのは、患者さんからもっともよく聞く不満です。入れ歯が合わないと、たんに固いものが食べられないだけでなく、食べ物をおいしく感じられないので「食べたい」という基本的な欲求が低下してしまいます。

口腔の問題は、入れ歯や虫歯だけではありません。咀嚼や唾液、口腔内の粘膜の粘り気などさまざまな観点からチェックしなくてはなりません。このため熊本リハビリテーション病院の栄養サポートチーム（NST）では、多職種の専門スタッフが患者さんの口のなかをチェックしています。

たとえば口や歯の状態を診るのは歯科衛生士、食べ物や飲み物を飲み込む機能はリハビリテーション科医や専門看護師、噛んだり飲んだりする筋肉は言語治療士がケアします。

目の前にどんなにおいしそうなステーキがあっても、口のなかがカピカピに乾燥して舌が割れている状態では、食べたくても食べられません。食を守るには口を守ることが大前提なのです。

長生きする人には かかりつけの歯医者さんがいる

政府の「骨太の方針」に国民皆歯科健診の検討が盛り込まれるなど、**オーラルケアの重要性に関心**が高まっています。

口腔の健康は生活の質に直結する問題です。「入れ歯が合わないから食べる楽しみがなくなった」「外食するのが憂うつで、友だちと出かける頻度が減った」などという人もいるでしょう。お口のトラブルが身体的、社会的フレイルを引き起こしてしまうのです。

部分入れ歯がどうしても合わないという場合には総入れ歯にする選択肢もあるでしょう。抵抗があるかもしれませんが、長い目で見ればそのほうが食欲も落ちずに良いという考え方もあります。また、高額にはなりますがインプラントにする人も増えています。

歯を抜くことになった理由でもっとも多いのが歯周病です。65歳以上になると6割近くの方が歯周病（4ミリ以上の歯周ポケットがある状態）だとされています。歯周病は食生活に影響し、低栄養やフレイル、サルコペニアにつながるだけでなく、糖尿病や認知症のリスクも上がることがわかっています。

こうしたことから、健康長寿の秘訣はとにかく「かかりつけの歯科医をつくること」だと私は考えています。フレイルのガイドラインでも、かかりつけ歯科医を勧めています。定期的に口腔ケアをしている人ほど寿命が長いというデータもあります。

いまはまだ「虫歯にならないと歯医者にはかからない」という人が多いようですが、ケアを怠ると何年か後に入れ歯やインプラントをすることになります。歯のクリーニングや歯垢除去などには費用がかかりますが、入れ歯やインプラントにすれば結局はそれ以上の費用がかかる可能性があります。同じお金がかかるなら、**自分の歯を保てる予防歯科にかけるほうが賢いやり方**だと言えるでしょう。

最近は定期健診などの予防歯科に力を入れるクリニックも増えてきました。定期健診では虫歯だけでなく、歯垢除去や唾液のチェック、磨き残しがないかなどもチェックしてもらえます。信頼できる歯科医を見つけて、数か月に1回は歯科医院でメンテナンスを受けましょう。

胃は小さくならない。便秘で食べられなくなる

「年をとったら胃が小さくなったから、あまり食べられない」とよく言われますが、これは誤りです。胃は伸び縮みする臓器なので、空っぽのときは縮んでいますが、食事をすれば食べ物の量に合わせて伸びるのです。年齢とともに小さくなることはありません。

では「胃が小さくなった」と感じるのはなぜでしょうか。これは消化吸収機能が落ちているためです。

その理由のひとつが、便秘です。

消化機能の全般的な衰えや直腸の骨盤の便の処理機能の低下によって踏ん張る力が不足すると、思ったように便が出せなくなります。

また「出ないから食べたくない」などと言って食べなくなったりすると、腸が動かないのでますます腸の機能が低下して悪循環におちいってしまいます。腸の表面の上皮細胞には粘膜の襞がありますが、食べ物が来ないと腸の動きがストップして襞が縮んだままになってしまいます。しばらくその状態が続くと**縮んだ襞が元に戻らなくなってしまい、栄養分がうまく吸収できなくなる**のです。

入院したときにもできる限り絶食は避けて食べ続けなければならないのは、お腹を使い続けるためでもあります。

そして便秘の改善には食事や水分をしっかりとり、腸を動かすことが何より大事です。病気療養している方は、この点をとくに注意してください。

「便秘はしていない」という方でも、食べた量に見合う量の便が出ているかどうかチェックが必要です。下りてきた分が出ているだけで、お腹のなかで便が渋滞しているのはよくあることです。入院中の患者さんでも、食欲がなく体重が減少したので検査してみたら、腸内に便がいっぱいに詰まっていたというケースがあります。これでは食べ物が入っていかないのは当然のことでしょう。

便秘を治すために、必要に応じて下剤を用います。通常の下剤では強すぎるという場合には、お腹に優しい緩下剤を用いるとよいでしょう。薬が原因で便秘になることもあります。服用中の薬の副作用もチェックが必要です。

女性は注意！
猫背の人ほど食べられなくなる

一般に人の背中は年とともに曲がり「猫背」気味になります。若いときは猫背気味でも背中を伸ばせば姿勢がまっすぐに戻りますが、加齢で脊柱が歪んで前に倒れた状態になると、正しい姿勢に戻すことができません。

この状態を医学では「円背《えんばい》」と言います。

円背になると顔が前に出て喉の筋肉が突っ張るので食べ物を飲み込みにくくなり、嚥下障害や誤嚥を起こしやすくなります。また、胸や胃が圧迫されて呼吸がしにくくなり、胸やけを起こしたり食欲が落ちたりしてしまいます。

円背のおもな原因は、骨粗しょう症や筋力低下です。とくに女性の場合は**閉経すると骨密度が低下して骨粗しょう症のリスク**が高まります。すると脊椎が押しつぶされて変形したり、くしゃみや尻もちなどちょっとした衝撃で圧迫骨折したりすることもあります。圧迫骨折はくり返すことが多く、何度も骨折するうちに背中や腰が曲がったまま元に戻らなくなってしまいます。

骨粗しょう症を予防するには牛乳やチーズ、小魚などカルシウムを含む食材を食べることが大事です。骨をつくるにはビタミンDも必要なので、しらす干しや鮭、いわしなどの魚類や干しシイタケなどビタミンDが多く含まれている食材を意識してとりましょう。

また、ビタミンDの合成には日光に当たることも大切です。

すでに骨粗しょう症と診断された方も、これ以上悪化させないようにカルシウムやビタミンD摂取、日に当たることを日々心がけてください。

円背は筋力アップをすることで予防や改善ができます。座るときには坐骨を意識して座り、天井から吊られているようなイメージでスッと背筋を伸ばしましょう。よい姿勢が保て、体幹の筋力アップにも効果的です。

「食べなきゃ」のプレッシャーをとり払う

ある娘さんが、首を傾げて言いました。

「母に毎日毎日、『食べなきゃダメよ』と言い続けていたのに全然食べてもらえなかったんです。ところが……」

思い悩んで栄養士さんに相談してお母さんと話をしてもらったら、急にお母さんが食べるようになったのだとか。不思議に思って栄養士さんに尋ねたところ、「食べたくなければ食べなくていいわよと言っただけなんですよ。お母さん、牛乳とヨーグルトが好きだと言うから、それだけでもいいわとお伝えしたんです」と、言われたそうです。

「食べなきゃいけないと義務のように思っていたのが、急にラクになったんでしょうね。食べなくていいと言われたとたんにあんなに食べられるようになるなんて……」

食べることは、私たちが考えている以上に心と結びついています。

病院でも、ほとんど食事ができず点滴や経鼻栄養に頼っていた患者さんに「もう点滴も鼻の管も外しましょうね。好きなものを食べていいですよ」と、言ったところ、バクバク食べ始めて体重が増えたということはよくあります。

食べろ、食べろ、と言われ続けることは相当なストレスになります。「栄養を摂取するために食べなくては」と思うと、食べることが義務になって人間本来の欲求の部分が薄れてしまいます。

けれども「食べるのは義務じゃないですよ。あなたの好きなものをなんでも食べてくださいね」と言われると、**食の楽しみが蘇って、おいしいものを食べたいという気持ちになる**のでしょう。

65歳をすぎたら、「○○を食べないといけない」というプレッシャーはとり払ってください。

それよりも楽しく食べる雰囲気をつくり、好きなものを食べて味わいましょう。朝からケーキでもチョコレートでもかまいません。体重が減らなければそれでよいと考えてください。

食べられないのは、老年期うつかもしれない

うつ病など精神的疾患の診断時には「よく眠れていますか」「食事はとれていますか」という質問を行います。年代にかかわらず、不眠と食欲低下はうつ病の重要なバロメーターだからです。食欲が低下してきたら、便秘や嚥下機能など身体的な問題だけでなく、うつ病などの精神的トラブルが隠れていないかどうかもチェックしましょう。

65歳以上のうつ病は「老年期うつ」と呼ばれることがあります。医学的な正式名称ではありませんが、若い人とは異なる傾向もいくつか見られます。

たとえば、**生活習慣病が原因でうつ病を発症する**ことがあります。脳卒中で体に麻痺が生じると、それが原因でうつ病になる人がいます。リハビリのストレスから発症することもあります。また、糖尿病になるとうつ病を併発しやすく、う

つ病になると糖尿病を併発しやすいというデータもあります。たんぱく質が不足して低栄養からうつ病になるケースや薬が原因のこともあります。

そのほかにも、加齢による心身機能の低下や社会的役割を失ったことによる喪失感、将来不安や配偶者を亡くした孤独感からうつ病になる人もいます。

とくに注意が必要なのは、認知症と診断されて食事が食べられないケースです。じつは、食欲が落ちる認知症患者さんのなかには一定数うつ病の人がいるとされています。うつ病は治る病気、治療をすれば改善します。そして、うつ病が治ると認知症的な症状も薄れていく場合が多いのです。

「認知症だと思って諦めていたのに、うつ病の治療をしたら快調になりました」という話をよく聞きます。認知症と診断されたら「年だから」と諦めず、うつ病が隠れていないかどうかをチェックすることが必要です。

食欲が低下して体重の減少や倦怠感などの身体症状がある場合には、心療内科や精神科に相談しましょう。いままで心療内科や精神科と縁がなかった人でも、脳のホルモンバランスの崩れでうつ病になることは珍しくありません。ぜひ専門家に相談してください。

うつ病の傾向がある場合には、なるべく家族などと過ごす時間をつくってください。一緒に食事をしたり散歩をしたりして、できるだけ気分転換を図ることをお勧めします。ひとり暮らしでも、**運動をしたり地域の活動に参加したりすることはうつ病予防や改善にとても効果的**です。

また、「夜中に何度も目覚める」とか「一度トイレに起きると朝まで眠れない」などと不眠を訴える患者さんは、頻尿が睡眠の邪魔をしている可能性もあります。頻尿の原因の多くは男性だと前立腺肥大症、女性では自律神経の問題です。こちらも薬を処方してもらえば改善できます。泌尿器科に相談してください。

家に閉じこもらない。人づきあいが食欲に影響

よく食べる人はよくおしゃべりします。コミュニケーション上手な人が多いという印象です。病院に来ても、いつも誰かと楽しそうにおしゃべりをしていて、いつの間にかみんなと仲良くなっています。友だちと一緒に来たのかと思っていたら、「待合室で知り合った方なんです」ということもあります。

いい意味で「コミュニケーションのお化け」のような方だとうらやましく感じます。

とくに女性に多いのですが、仲良くなると気軽に「一緒にランチしましょう」「お茶しましょう」と、食事やティータイムを楽しんでいます。そんな風に人づきあいを楽しむことができれば食も進むのは当然でしょう。ほとんどの方は小太り、ほがらかで健康長寿を享受しています。

コミュニケーションスキルには結構男女差があって、概して女性のほうが高いです。男性はなかなか女性のようにはいかず、たいてい隅のほうで黙ってじっとしています。私も同じ男性として、気持ちはとてもよくわかります。

ただ、医師として見ると、やはりコミュニケーションは大事です。

65歳をすぎると仕事の第一線から退く人も増えて、いままでの社会的な立場から離れることになります。ひと昔前なら隠居暮らしでよかったかもしれませんが、人生１００年時代と言われる現代では、これから30年の人生が待っています。健康寿命をのばすには、**家に閉じこもらないようにするしかけづくりが大事**です。

地方に住んでいると、ある程度コミュニティが形成されているので人づきあいがしやすいかもしれません。畑があればそれだけでいい運動にもなります。外で作業をしていれば誰かが声をかけてくれたりします。

「いつもみんなでどこかの家に上がりこんでおしゃべりしているから、デイケアサービスなんて必要ない」という方もいます。

その点、東京などの大都市ではコミュニティが希薄なので、人づきあいを地元のつながりに求めるのは難しいかもしれません。隣近所みんなひとり暮らしなのに、それぞれが家に閉じこもって黙々と食事したり、ひとりで散歩したりして過ごしていることも多いようです。

もちろん、ひとり暮らしは気楽でいい面もありますが、フレイル予防のためには人と会っておしゃべりしたり運動したりすることが大事です。コミュニティが希薄な地域では、誰でも気軽に参加できるような集いの場を設けることが自治体や社会に求められるでしょう。

いままで仕事が生活の中心だった人のなかには、自分から新たなコミュニティに参加するのは気が引けるという人も多いでしょう。会社の管理職などの「最終職歴」をつい引きずって、人とつきあうときに肩に力が入ってしまう人もいます。

でも、せっかくしがらみのない自由な時間が目の前に開けているのですから、若い頃に戻ったつもりで、まったく新しい自分の可能性を開拓してみるのも楽しいのではないでしょうか。新しい人生がこれから始まるのです。

また、家族と同居していれば安心なのかといえば、そうとも言えません。子どもや孫たちと住んでいても食事はひとりという人がいます。「若い人たちとは生活の時間帯が違うから」と、テレビを見ながらひとりで食事をする人も多いのです。孤食が続けば、フレイルにまっしぐらです。週に何回かでも、家族と食卓を囲む機会を意識的に設けてください。

もしもみなさんのなかに、「両親と同居しているけれど仕事が忙しくてなかなか一緒に食事はできない」という方がいたら、ときどき時間をつくって晩酌につきあっていただきたいと思います。家族とくつろいだひと時を過ごすだけで、フレイルのリスクが下がります。うつ病を予防する効果もあります。

プロテインパウダーとMCTオイルで栄養価を高める

なんとなく食欲が出ないと感じたときは、MCT（中鎖脂肪酸）もお勧めです。

先にご紹介した介護食「熊リハ パワーライス®（P129）」では二度炊きごはんを使っていますが、健康な方なら普通のごはんにMCTパウダーやオイルを加えて炊き込んだりサラダにかけたり、コーヒーや紅茶に一杯入れたりすればOKです。ごはんやパンなどの**炭水化物は1gあたり4キロカロリーですが、MCTオイルは1gあたり9キロカロリー**あります。同じ量でも2倍以上のエネルギーが摂取できるわけです。

それだけではありません。最近の研究で、低栄養を予防するだけでなくMCTには食欲改善効果もあることがわかってきました。

MCTを1日大さじ3杯（45ミリリットル）摂取すると、グレリンという物質が2倍に活性化します。グレリンとは胃でつくられるホルモンで、視床下部を刺激して食欲を増進させる働きをもっています。

また、プロテインパウダーは、味噌汁やごはん、サラダにかけたり、スープ、あるいはコーヒーなどの飲み物に混ぜたりしてもいいと思います。とくに牛乳とは相性がいいので、毎朝習慣にするのもお勧めです。

自分がとりやすい組み合わせを探して、いろいろなレシピを試すのも、新たな食の楽しみ方になるかもしれません。

ONS（経口栄養補助食品）で、不足した栄養を補う

人の体は使わないとあっという間に機能が低下してしまうので、できる限り

「食べ続ける」ことが大事だというお話をしてきました。けれども、口から食べているからといって、必ずしも栄養が足りているわけではありません。たとえば、病院の回復期リハビリ病棟にいる患者さんのほとんどは食事を経口摂取しています。ところがよく調べてみると、**栄養が足りている人は8割に満たず、2〜3割の人は栄養不足**だということがわかりました。つまり、食が細い人にはある程度栄養を補完する必要があると考えられるのです。

病院にいるあいだは足りない栄養を点滴で補うこともあります。

みなさんは点滴と言うと、点滴スタンドに吊るされた透明な輸液のバッグを思い浮かべるかもしれませんが、最近は栄養補助用に白く濁った輸液を使うことがあります。これを補完的静脈栄養SPN（Supplemental Parenteral Nutrition）と言います。

透明な輸液は水と電解質からなるスポーツドリンクのような成分です。脱水症状には即効性がありますが、不足した栄養を補うことはできません。

一方白く濁った輸液には大豆の脂肪が含まれていて、栄養剤に近い成分です。経口摂取で不足した栄養を静脈点滴で補完するのです。

また、経口栄養補助食品ＯＮＳ（Oral Nutritional Supplements）もよく使われます。ＯＮＳは高濃度な栄養補助食品です。ごく少量で基本となるカロリーや栄養素を摂取することができます。

病院では医療用として使用していますが、ドラッグストアなどで食品として市販されているものもあります。在宅でなかなか食事がとれなかったり、少食で栄養が足りなかったりする方の補助にお勧めです。また場合によっては医療用ＯＮＳを医師から処方してもらうこともできます。

ＯＮＳは一日のうちいつ摂取してもかまいません。食後のデザートやおやつ代わりに飲むのもよいでしょう。それも難しい場合には、**薬剤をＯＮＳで服用する**

方法もあります。方法は1日3回の服薬時にONSを飲むだけです。食べなくても薬はのまないといけないので、これだけで1日に200～400キロカロリーのエネルギーが上乗せできることになります。

ただし、乳製品が含まれているなどの理由で薬との飲み合わせが悪いものもあるので、ONSで薬を服用するときは必ず薬剤師に確認してください。

第4章 薬を減らせば元気に生きられる

薬を5剤以上のんでいると不健康になる

ポリファーマシーとは、複数を意味する「ポリ」と薬局を意味する「ファーマシー」からつくられた造語です。たんに複数の薬を服用することではなく、複数の薬による有害な事象を意味しています。

たとえば何種類かの薬を服用すると相互に影響して効果が強く出たり、逆に作用を打ち消し合ったり、副作用が出やすくなったりすることがあります。これがポリファーマシーです。アメリカの研究では「**入院患者の10％は薬剤毒性に起因していると推定される**」という報告もあります。

何種類の薬をのむとポリファーマシーになるかについて、厳密な基準はありませんが、一般的には５～６種類が目安とされています。海外では５種類以上をポリファーマシーと定義することが多いようです。1日あたりの錠数ではなく、種類で数えます。たとえば1週間に1回服用する骨粗しょう症の薬なども1種類と換算します。5種類以上の薬を服用していると転倒の発生リスクが高くなるというデータがあります。

　ポリファーマシーが注目されるようになった背景は高齢化です。人は年を重ねるほど体のあちこちに不調が出ます。日本でも65歳以上の6割以上が複数の疾患をもつマルチモビディティ（P89）とされています。慢性疾患が増えるので、長期的にいくつもの薬を服用しなくてはなりません。

　循環器系や内科、整形外科、皮膚科などそれぞれの科を受診すれば、その都度医師は決められた量の薬を処方します。医師にしてみれば、別の科や医療機関で処方された薬は専門外なので中止しにくいという事情もあります。このため全体の薬の量や必要性、優先順位などが考慮されないと、薬の種類は増える一方になってしまいます。しかも高齢になると肝臓や腎臓の働きが衰えるため、薬を分解したり体の外に排出したりするのに時間がかかるようになります。このため、一層薬の影響を受けやすくなるのです。

厚生労働省の調査では、65～74歳の3割が5種類以上の薬を服用しています。75歳を超えると4人にひとりは7種類以上の薬を使っているとされ、ポリファーマシーのリスクが懸念されています。

高血圧や糖尿病の予防薬で認知症や心臓病に

転倒骨折して入院した患者さんに「家で服用しているお薬を全部持ってきてください」と言うと、ポリ袋いっぱいの処方薬を持ってくる方がいます。

袋のなかにはいくつもの医療機関から出された何種類もの薬が入っていて、ほとんどの場合、高血圧の薬（降圧薬）や睡眠薬が含まれています。ときには複数の降圧薬が入っていることも珍しくありません。このようなケースでは、薬が原因の転倒と考えざるを得ません。ポリファーマシーによる不適切薬剤（ＰＩＭｓ）の典型的なパターンです。

ＰＩＭｓ（potentially inappropriate medications）とは直訳すると「潜在的に不適切な薬剤」という意味です。

薬から**期待される効果よりも副作用のリスクが高く、入院や死亡リスクを高める恐れがある薬**を指します。日本老年医学会では２０１５年にＰＩＭｓを「特に慎重な投与を要する薬物」としてリストアップしています（「高齢者の安全な薬物療法ガイドライン２０１５」）。

今回はそのなかで、とくに認知機能や運動機能など、日常生活に支障が生じやすくなる薬剤をピックアップしてご紹介します。

薬のなかには便秘になりやすい薬や食欲が低下する薬、消化吸収が抑制されたり、口のなかが乾燥して舌が割れたりする副作用が出る薬もあります。このように食欲を妨げる副作用がある薬はフレイルやサルコペニアにつながるので、65歳以上になったらとくに注意が必要です。

また、なかには認知機能の低下を引き起こす成分が含まれた薬もあります。こうした薬を服用すると体が動かなくなったり、立ったまま眠ってしまったりすることがあります。さらにふらつきやめまいによる転倒や強い眠気、気分の落ち込み、せん妄を生じることもあります。

注意が必要なのは、高血圧の薬です。高血圧の患者さんに処方される**降圧薬は転倒リスクを高める**ことがわかっています。とくに初めて処方された人は、投薬開始後早期に転倒リスクが増加するというデータがあります。

睡眠薬や抗不安薬などの向精神薬、抗うつ薬、パーキンソン病治療薬などでも

表4　日常生活の動作に影響を及ぼす可能性のある薬剤

薬剤	日常動作の障害となり得る副作用
● **抗精神病薬** ・定型：ハロペリドール、クロルプロマジン、レボメプロマジンなど ・非定型：クエチアピン、リスペリドン、オランザピンなど	錐体外路症状（筋緊張の亢進による無動や筋緊張の低下による振戦などのふるえなど）、過鎮静、認知機能低下
● **睡眠薬・抗不安薬** ・ベンゾジアゼピン系：ジアゼパム、トリアゾラム、エチゾラムなど ・非ベンゾジアゼピン系：ゾピクロン、ゾルピデムなど	過鎮静、認知機能低下、せん妄、転倒、運動機能低下
● **三環系抗うつ薬** ・イミプラミン、アミトリプチリンなど	認知機能低下、せん妄、起立性低血圧
● **パーキンソン病治療薬（抗コリン薬）** ・トリヘキシフェニジル、ビペリデンなど	認知機能低下、せん妄、過鎮静
● **α1遮断薬** ・テラゾシン、プラゾシンなど	起立性低血圧、転倒
● **ヒスタミンH1受容体拮抗薬** ・ジフェンヒドラミン、クロルフェニラミンなど	認知機能低下、せん妄リスク
● **ヒスタミンH2受容体拮抗薬** ・ファモチジン、ラニチジンなど	認知機能低下、せん妄リスク
● **制吐薬** ・メトクロプラミド、プロクロルペラジンなど	パーキンソン症状
● **過活動膀胱治療薬** ・オキシブチニンなど	認知機能低下、せん妄リスク

出典：著者作成

ふらつきが生じて転倒するケースがあるので気をつけてください。

さらに**糖尿病の薬は低血糖を起こしやすく、アルツハイマー病など認知症の一因になっている**ことが近年指摘されています。それに加えて心不全のリスクや女性の骨粗しょう症のリスクも高めるとされ、75歳以上またはフレイルのある患者さんへの使用は慎重にするべきと考えられています。

一覧にまとめてありますので、服用している薬について見直してみるといいでしょう（表４）。ただし不安だからといって勝手に服用を中断することは控えてください。まず主治医か薬剤師に相談してみること。納得したうえで治療方針を決めることが重要です。

薬の副作用に別の薬が処方され、薬がどんどん増えていく

ポリファーマシーの原因のひとつに「処方カスケード」があります。カスケードとは何段にも連なった滝のこと。薬の副作用が生じたとき、副作用だと気づかずに別の診療科を受診して新たに薬を出され、次々に薬が増えていく状態を指します。

たとえば、コレステロール値が上昇して脂質異常症治療薬スタチンが処方されたとしましょう。するとスタチンの副作用で筋肉痛が現れることがあるのです。ところが副作用と気づかずに整形外科を受診すると、非ステロイド性抗炎症薬NSAIDsが出され、その副作用でむくみ（浮腫）が生じることがあります。今度は、浮腫を治そうと利尿薬が処方されると脱水症状におちいり、最悪の場合入院することさえあります。

また、食欲が出ないときにスルピリドという薬が処方されることがあります。スルピリドはドーパミンという脳内の神経伝達物質に作用するので、うつ病の薬として用いられています。しかし、本来胃腸薬として使われていたので、いまでも食欲低下に処方されることがあるのです。

スルピリドを服用すると副作用で振戦《しんせん》（ふるえ）やふらつきが生じることがあります。ところが高齢者にふるえが生じるとパーキンソン病が疑われるため、副作用と気づかず抗パーキンソン病薬が出されることがあります。

すると、今度はその副作用で認知機能が低下するためアルツハイマー治療薬が出され、一層食欲不振におちいるという悪循環になります。

さらに**薬の有害事象は、服用方法によって生じる**こともあります。

たとえば貧血気味の女性には、一般に鉄剤が処方されます。鉄剤には胃の不快感や食欲低下などの副作用があるので、ごはんが食べられない人は就寝前にのむことが勧められます。ところが服用時間を変えずに毎朝飲み続けると、結局食事が食べられず栄養をじゅうぶんにとることができません。このためいくら薬を飲んでも貧血が改善されないという悪循環が生じてしまうのです。

必要のない薬はのまない。いますぐ薬を減らす

ポリファーマシーや処方カスケードの一因には、病気は薬で治すという「足し算の思考」があります。日本では健康保険で薬が比較的安価に手に入るので、薬物療法に頼りがちだと言われています。このため、不快な症状があると「早く薬で治してほしい」と過度に薬に期待し、次々と薬が増えていってしまいます。薬のリスクやデメリットに意識が働きにくい環境なのです。

たとえば「普通の風邪」には抗生物質は効きません。効かないどころか抗生物質を使うと薬への耐性を持つ耐性菌がつくられるリスクもあります。

軽い風邪なら薬など飲まなくても熱は下がり、一週間程度で鼻水や咳も治って

いくのに、医師に「薬はいりませんよ」と言われるとがっかりする人がいます。「せっかく」病院に来たのに何ももらえず、時間と労力を無駄にしたような気になるのかもしれません。

なかには、「あの先生は薬を出してくれないから」と、別の医院に行ってしまう患者さんもいると聞きます。このため、医師によっては「念のため出しておきましょうね」と、必要ない薬を処方することになるのです。

薬にはさまざまな副作用があります。のみ合わせによっても有害事象が起こることがあります。健康のことを本当に考えれば、必要のない薬は飲まないに越したことはありません。

こうした状況から抜け出すには、薬に対する「足し算の思考」をストップする必要があります。不快な症状が起きたとき、**薬の副作用やのみ合わせをチェックして減薬するなど「引き算の思考」をもって主治医に相談**しましょう。

「薬以外に何かできることはありませんか」と医師に尋ね、できるだけ非薬物療法を優先させるスタンスが大事です。

死ぬまで予防を続けるの?
降圧剤、糖尿病治療薬を見直す

「先生、この薬死ぬまでのむんですか」と、聞かれることがあります。

感染症や炎症などの治療薬と異なり、生活習慣病などの予防に用いる薬は「いつまで」という期限はありません。

このため、高脂血症や高血圧、糖尿病などのほとんどの予防薬は、いったん服用を始めると「死ぬまで」のむことになってしまいます。

医師の立場で言えば、患者さんの健康に最善の治療を行うのは当然です。けれども最善の治療は40歳と80歳で同じではありません。

たとえば、65歳をすぎてただでさえ食べる量が減っているところに、多剤服用や薬の副作用で食欲が落ちて低栄養になる患者さんも珍しくありません。血圧は下がったけれど転倒して寝たきりになったとか、血糖値は下がったけれど認知症が進行していたという人もいます。これでは何のための薬だかわからなくなってしまいます。

また、加齢とともに薬の代謝機能は低下するので、**薬が増えれば増えるほど肝臓への負担が大きくなり、メリットよりデメリットのほうが増大**していきます。

余命と生活の質を考えれば、健康に生きるには薬を減らすことのほうが重要な場合もあります。薬の持つ効果と副作用を天秤にかけて、その患者さんに適した治療を行う視点が必要になるのです。

65歳をすぎたら薬の意識をギアチェンジして、どの薬が必要なのかを見直すことをお勧めします。高血圧や糖尿病、コレステロール値が上昇する脂質異常症などの生活習慣病の薬は、いったいいつまでのみ続ければよいのでしょうか。

先にも少し触れましたが、「高齢者の安全な薬物療法ガイドライン２０１５」（日本老年医学会などが作成）という医師向けの冊子があります。このガイドラインには、とくに慎重な投与を要する29種類の薬の名前が示されているほか、不眠症、うつ病、認知症、呼吸器疾患、循環器疾患、高血圧、糖尿病などの病気ごとに、どの薬がどう問題なのかが詳しく示されています。

ここでは代表的な薬のなかから高齢者がのんでいる割合が多い降圧剤、糖尿病治療薬、抗血栓薬の３つを紹介します。

◎降圧剤

高齢者は加齢の影響で血管の壁が硬くなり、生理的に血圧が上昇しやすくなります。一方で急に立ち上がったりすると血圧が下がりやすくなり（起立性低血圧）、食事の後も血圧が下がりやすくなります（食後低血圧）。また、食事や水分の摂取量が減少すると血圧が下がりやすくなります。そのため、高齢者が若い人と同じような調子で降圧剤を服用すると、あまり血圧が下がらなかったり、逆に下がりすぎてしまったりするのです。

年齢を重ねて**体の衰えを感じたら、降圧剤の服用は見直すべき**です。

初めて降圧剤をのみ始めた高齢者は、転倒による骨折のリスクが高くなることもわかっています。高齢者では原則として通常の半分の量から降圧薬を開始して、1～3か月かけてゆっくりと血圧を下げていくことがガイドラインでも推奨されています。

高血圧の治療をしていたはずなのに、「降圧剤をのんだことで転倒、骨折してしまった」というような残念なことは避けたいものです。

◎糖尿病治療薬

糖尿病患者の高齢化が進んでいます。全糖尿病患者の約3分の2が65歳以上で、その約3分の1が70歳以上だと言われています。

高齢者の糖尿病では、まず加齢により血糖が変動しやすくなります。高血糖にも低血糖にもなりやすくなります。

高齢者では、インスリン感受性が低下するためにインスリンが効きにくくなったり、脱水を起こしたりして、高血糖を引き起こしやすくなります。また、筋肉が減少することで基礎代謝量が低下したり、インスリン抵抗性が強くなってインスリンが効きにくくなったりしても、高血糖を起こしやすくなるのです。

その反面、自律神経の働きの低下などにより、低血糖でも症状が出にくくなります。糖尿病の薬は血糖値を下げるために使いますが、薬によって血糖値が下がりすぎる低血糖を起こしやすいのです。低血糖になると、冷や汗、手のふるえ、動悸、生あくびなどが最初に起こります。でも、高齢者の場合これらを自覚しにくく、低血糖が進んで思考力低下や意識低下が起こって初めて気づくことが多くなります。動脈硬化が進んでいる場合、重い低血糖は脳梗塞や心筋梗塞、認知機能低下のリスクにもなります。

そのため、近年では高齢者の重度の低血糖を予防するために、厳格な血糖コントロールは行わないように治療方針が定められています。さらに、サルコペニアやフレイルの危険性が議論されるようになり、以前のような「食事を制限して血糖を下げること」も見直されるようになりました。糖尿病患者でも高齢者はじゅうぶんな食事を摂取して、体重が減らないように医師や管理栄養士、薬剤師と相談しながら治療していく工夫が必要です。

◎抗血栓薬

抗血栓薬とはいわゆる「血液をサラサラにする薬」です。脳梗塞や心筋梗塞の予防薬ですが、高齢者ではとくに注意が必要です。

抗血栓薬にはアスピリンに代表される抗血小板薬と、ワルファリンに代表される抗凝固薬があり、それぞれ新しい薬も多数登場しています。

脳梗塞や心筋梗塞は、脳や心臓の血管のなかで血栓という血の塊ができ、それが血管に詰まることで起こります。抗血栓薬はその血栓をできにくくしますが、反対に出血が起こりやすくなるのです。消化管の出血が増えたり、脳出血のリスクが高まったりします。

そのため、**抗血栓薬を2種類以上併用する場合は、服用期間は1年以内が目安**です。ただし脳梗塞・心筋梗塞の予防には欠かせない薬でもあるので、服用期間をすぎても1剤は使い続けます。

高齢者は血管の壁が脆くなっていたり、体内の薬の代謝効率が低下したりといった理由で、薬が効きすぎる場合があります。抗血栓薬が効きすぎたらどうなるでしょう。たとえば脳出血などの出血性病変が生じやすくなります。脳梗塞の予防のために抗血栓薬をのみ始めたのに、脳出血になってしまった、という笑えない話もあり得るのです。

また、**高齢者は転倒しやすくなっているため、ちょっとしたけがでもなかなか出血が止まらないといったケース**も見られます。

抗血栓薬は、高齢者にとってとくに慎重に使うべき薬です。薬の種類や量、飲み方などを、担当の医師とじゅうぶんに相談しましょう。

年間1000億円以上の薬剤費が無駄になっている

こんな話があります。

「この薬、まだ段ボールにいっぱい残っているんだよ」と、男性が調剤薬局の薬剤師に話をしていました。

薬剤師が「のみ切っていないんですか？」と尋ねると、男性は「そう。だから、またもらっていっても、増えるばっかりなんだ」と、恨めしそうに山のような薬を見つめています。

そこで薬剤師が「じゃあ、今回はこのお薬はやめましょうか」と言うと、「そうしてもらうと助かるなあ」「じゃあ、先生ともう一回お話ししないと」。

ところがその言葉を聞いた男性は、諦めたように「そうか、じゃ、いいよ。持って帰るよ」と言って、そのままポリ袋いっぱいの薬を持って薬局をあとにしたと言います。

診察が終わったのに、また医師と話さないといけないと言われて、面倒くさくなったのでしょうか。それとも、薬をのんでいないことを医師に知られたくないと思ったのでしょうか。もらっていった薬の束は、きっとまた段ボールの中に放り込まれてしまうのでしょう。

どれだけたくさんの薬がこんな風に無駄になって廃棄されていくのでしょうか。患者さんの支払う医療費だけでなく、国民全体が支払う薬剤費も増えています。

ある調査では、**処方されてものまなかったりのみ忘れたりしている残薬で、年間１０００億円以上の薬剤費が無駄になっている**と言います。さらに言えば、薬のプラスチックの包装材も一緒に捨てられているのです。

ポリファーマシーから脱却するには、自分自身の意識を変えることが必要です。まず、病気だからといって必ずしも薬が必要とは限りません。6種類も7種類もの薬が処方されれば、服薬の自己管理ができずに無駄になるばかりか、のみ間違いによる健康被害が生じる恐れもあります。薬以外の方法で対処できる症状もたくさんあります。

自分の薬を見直して何のための薬なのかを確認し、不要な薬を減らす努力をしましょう。メリットとデメリットを正しく理解して、自分の年齢と生活の質を考慮しながら、本当に必要な薬だけにするべきです。

ポリファーマシー外来、薬剤師に減薬を相談する

薬について主治医と話しづらいときは、せめて薬剤師に相談してください。薬剤師は処方された薬に不明点や疑問点がある場合には「疑義照会」と言って医師に問い合わせる義務があるので、患者さんの疑問を医師に尋ねてもらうことができます。最終的には主治医の判断になってしまうのですが、少なくとも記録には残ります。少しでも疑問があるときは必ず尋ねるようにしてください。

最近ではポリファーマシー外来やお薬相談外来などを設ける病院も増えつつあ

ります。自分ののんでいる薬が多すぎるのではないかとか、自分の状態に適しているのかどうかなどと不安になったら、セカンドオピニオンを求めてみることをお勧めします。フレイル外来でも相談に乗ってくれるはずです。

ご本人が話しにくければ、ご家族などが医師や薬剤師に「この薬はいつまでのまなくてはならないのですか」「本当に必要な薬なのでしょうか」と、話してもいいかもしれません。

誰かが疑問を口に出さないと、薬による害はなくならない

近年、医学界ではポリファーマシーやＰＩＭｓの問題がさかんに提起されるようになっています。いま、医師や薬剤師には新しい視点や問題意識が求められていることを、みなさんも知っておくべきでしょう。

医師の立場では**「効果のない薬を漫然と出し続けていないかどうか」をチェックして、必要性の低いものを除外する**姿勢が不可欠です。そのためには自分の持病だけでなく生活状況も把握して、日常のちょっとした変化にも対応できるようにすることが大事だと感じています。

同時に、医師は患者さんに対して「なぜこの薬が必要なのか、または不要なのか」をわかりやすく説明する義務も負っています。薬をやめると「薬をのんでいるということで安心してよくなっていく」というプラシーボ的な効果も消えてしまう可能性があるので、そのあたりも慎重に見極める必要があるでしょう。

調剤薬局の薬剤師さんは、患者さんと比較的コミュニケーションをとりやすい立場にあります。医師に対する遠慮から、薬剤師さんに疑義照会を依頼しづらいという人もいるかもしれませんが、ポリファーマシーやＰＩＭｓの疑いがあれば躊躇なく尋ねるべきでしょう。

ポリファーマシーの問題は、医師や看護師、薬剤師、そして服薬する本人、家族のうちの誰かがどこかで疑問を口にしなければ解決しません。ポリファーマシーや処方カスケードは延々と続き、「死ぬまで終わらない」のです。

ポリファーマシーによって影響を受けるのは自分自身の体です。薬で健康を害さないように、自分に出された薬をよく見直してください。

エピローグ

老後２０００万円の貯金より
70代の健康貯金を

医師には遠慮しない。
医療は自分で選んで自分で決める

日本人は概して医師に対して遠慮がちです。言われたことに「はい、はい」とうなずき、あまり自分から質問したり意見を言ったりしません。

医師は専門家なので、知識があるのは当たり前です。だからといってエライわけではありません。なかには面倒くさがって患者さんに丁寧な説明を怠る医師がいるかもしれませんが、医師には本来治療方針を患者さんに説明する義務があります。言うまでもなく、医師と患者さんのあいだに上下関係はありません。

医師から患者さんに治療方針の説明や指示を行うことをコンプライアンスと言います。たとえば入院すると医師から治療計画などの説明があり、患者さんは「じゅうぶんな説明を受けて同意しました」というインフォームドコンセントの書類にサインします。

これもコンプライアンスの一環です。以前に比べると医療現場におけるコンプライアンスはかなり徹底されてきているようです。

一方、最近になって重視されているのがアドヒアランスです。

アドヒアランスとは**患者さんが治療方針の決定に同意して、積極的に治療に参加すること**を意味します。コンプライアンスが「医師が決定した治療方針の指示に従う」ことだったのに対し、アドヒアランスでは患者さんも治療方針の決定に参加します。「患者さんは自ら関わり決定した治療方針を主体的に実行していく」というのがアドヒアランスの考え方です。

とくに薬のアドヒアランスは重要です。「この薬には副作用もあるが、いまの自分には必要だ」ということをしっかり納得しなければ、服薬がいい加減になったり、のみ忘れやのみ間違いにつながったりする恐れがあります。

いままで医師の指示に従うだけだった患者さんにしてみると、いきなり「治療方針の決定に参加してください」と言われて戸惑うかもしれません。けれども、医療現場でのアドヒアランスは「自分がどんな風に生きていきたいのか」という選択に関わる問題です。

みなさんは**自分の体について受け身にならず、もっと能動的になるべき**です。どんな治療を望むのか、これからどんな風に生活していきたいのかを自分の頭で考えて判断し、医師と話しながら決めていってほしいと思います。

そうしたことすべてを相談する相手が主治医です。

65歳をすぎて慢性疾患があれば、主治医と長いつきあいになります。もしかすると「死ぬまで」つきあう相手かもしれません。どういう相手とつきあうのか、どんな風につきあい続けるのかを決めるのは、みなさん自身の選択です。

受け身にならず、納得がいかなければとことん医師と話をしましょう。医師は、患者さんが自分の考えを話してくれなければ、気持ちを理解することはできません。初めから「聞いたらうるさがられる」「叱られる」などと身構えず、医師とのあいだによい関係を築いてほしいと思います。

「この薬、のみ切らん！」と笑顔で断れる人ほど健康で元気

90歳になっても元気だなと思う方は、遠慮などしません。

診察室でも気兼ねなくおしゃべりし、ユーモアにあふれています。わからないことがあればどんどん質問し、薬が多ければ私に対して「先生、この薬、のみ切らん」と、熊本の方言で率直に本音をぶつけてくれます。

みなさんもこんな風に、医師と本音でつきあってほしいと思います。5分診療と言われるように、医師との面談時間はそう長くはありません。私たちもみなさ

んに会えるのは、診察室でのその時間だけ。その間に患者さんのことを知ろうとします。

だからこそ、家族や親しい友だちと話をするようにリラックスして、自分の考えや感じていることをオープンに話してください。

たとえば「この薬、死ぬまでのむんですか」「薬だけでお腹がいっぱいになっちゃって」などと相談してくれれば、医師のほうもポリファーマシーを意識するきっかけになります。

相談してもうるさがったり、答えてくれなかったりする医師なら、別の医師に変えるというのもひとつの選択肢です。長いつきあいになる相手ですから、**きちんとコミュニケーションがとれる医師**を探しましょう。

65歳をすぎたら健康意識や食生活などにギアチェンジは必要ですが、ハンドルを握るのはあくまで自分の意思です。医師や家族任せにせず、自分でコントロールしましょう。80歳の壁をどう超えるのかを決めるのも、ほかならぬ自分自身だということを忘れないでください。

波平さんはじつは50代！　いまの高齢者は20歳若返っている

漫画「サザエさん」のお父さんの波平さんの年齢が54歳だと言うと、誰もが驚きます。いまの感覚で見れば、75歳ぐらいといったところではないでしょうか。

現代の日本人は、戦後に比べると栄養状態も衛生状態もグンとよくなっています。肉体的には20歳ぐらい若いと言われています。いまの65歳なら昔の45歳。いまの80歳なら昔の60歳に相当すると言えるでしょう。

70歳は古希、つまり古来稀な長寿ですが、いまは当たり前に生きている年齢です。口では「もう70歳だから」と言う人はいても、実際に自分を高齢者だと感じている人はほとんどいないのではないでしょうか。

寿命がのびて、健康長寿の医学も大きく進歩しました。何より変わったのは、人々が医療に求めるものです。

数十年前まで医療には「長く生きること」が求められていました。

「この手術で5年生存率が10％上がります」「この新薬は患者さんの生存率を延長させます」というように、1年でも2年でも長く生きることが目標だったのです。

ところがいま、「高齢者医療に何を期待しますか？」という質問に対して「死亡率の低下」と答える人はわずかです。

代わりに「病気の効果的治療」「身体機能の回復」「ＱＯＬ（生活の質）の改善」「活動能力の維持」などを挙げる人が増えています。言い換えれば、**誰もが「長く生きる」ことより「よりよく生きる」ことを望んでいる**のです。

こうした変化に応じて、医学研究のあり方も「生活の質を上げること」に焦点が移っています。「血圧が高いから下げましょう」というのではなく、「多少血圧が高くても、活動的な生活を楽しめるようにしましょう」という考え方にシフトしているのです。

体重、筋肉、仲間の力で80歳の壁は超えられる

日本人の健康寿命は、この先もっと長くなるでしょう。何年か先には、波平さんの年齢が「90歳にしか思えない」という時代がくるかもしれません。

ただし、そのためには65歳頃からギアチェンジを始め、80歳の壁に備えておく必要があります。

65歳から70代までは、たんに「病気がない」だけでは足りません。この時期は、

将来のために健康を蓄えるラストチャンス。どれほど貯金ができたかによって、健康寿命が決まります。

とにかくやせないようにしましょう。カロリーとたんぱく質をしっかりとって体重と筋肉をたっぷり蓄えてください。

65歳からそれができればベストですが、70代からでも遅くはありません。いままで何もしてこなかった人でも、70代のうちなら変わる余地はじゅうぶんあります。70代後半からでも積極的にギアチェンジを図ってください。

ひとたび体力が落ちて社会的な機能が衰えてしまうと、リカバリーするのは難しくなります。とくに**80歳をすぎてのリカバリーはとても困難なので、70代のうちが勝負**です。

また、いままで近所づきあいなどをしてこなかった人も、できるだけ知り合いをつくっておきましょう。ひとり暮らしでも、誰かと会っておしゃべりしている人は活気があります。

男性陣にとくにお願いしたいのは、「俺はつきあいが苦手だから」などと自分を枠にはめたりしないことです。散歩をしたりジムで汗を流したり、少しでも興味があるコミュニティやサークルがあれば参加したりしてください。介護保険が使える人は、積極的に使ってください。

けっして無理することはありません。しかし、ストレスにならない程度に少しずつ、ゆるゆるとした仲間づくりをしておくと、80歳の壁を超えてからとても役に立ちます。

金融庁の報告書では老後30年間で2000万円の預貯金が必要と言われました。でも2000万円あっても健康でなければ何の役にも立ちません。それよりも、70代のうちにしっかり体重、筋肉、仲間の健康貯金をしておきましょう。80歳からは、貯金でのんびり健康寿命を満喫するのです。

いまから始めれば絶対に間に合います。みなさんは、ここまでがんばって生きてきたのです。

どうかいまの健康を維持しながら、なんでもよく食べ、よく動き、ふくよかになって、ほがらかに楽しくみんなとおしゃべりしながら、笑顔で最後まで生き切ってください。

著者略歴

吉村芳弘《よしむらよしひろ》

一九七五年、熊本県生まれ。熊本大学医学部卒業。
医師、医学博士、リハビリテーション科指導医・専門医。
東京女子医大心臓血管外科レジデント時代に、
やせ細っていく高齢の入院患者の実情を知り、
栄養管理とリハビリの重要性を痛感。
外科医からリハビリテーション科の専門医に転身。
国際的な臨床栄養の専門資格European ESPEN Diplomaを
取得した数少ない日本人医師のひとり。
熊本リハビリテーション病院で
サルコペニア・低栄養研究センター長を務めながら、
多くの高齢患者の診療に当たる。

幻冬舎新書 675

「80歳の壁」を超える食事術

二〇二二年十一月三十日 第一刷発行
二〇二二年十二月十五日 第三刷発行

著者 吉村芳弘
発行人 見城 徹
編集人 小木田順子
編集者 鈴木恵美

発行所 株式会社 幻冬舎
〒一五一―〇〇五一 東京都渋谷区千駄ヶ谷四―九―七
電話 〇三―五四一一―六二一一(編集)
〇三―五四一一―六二二二(営業)
公式HP https://www.gentosha.co.jp/

ブックデザイン 鈴木成一デザイン室
印刷・製本所 株式会社 光邦

検印廃止

Printed in Japan ISBN978-4-344-98677-0 C0295
よ-11-1

*この本に関するご意見・ご感想は、左記アンケートフォームからお寄せください。
https://www.gentosha.co.jp/e/